U0121426

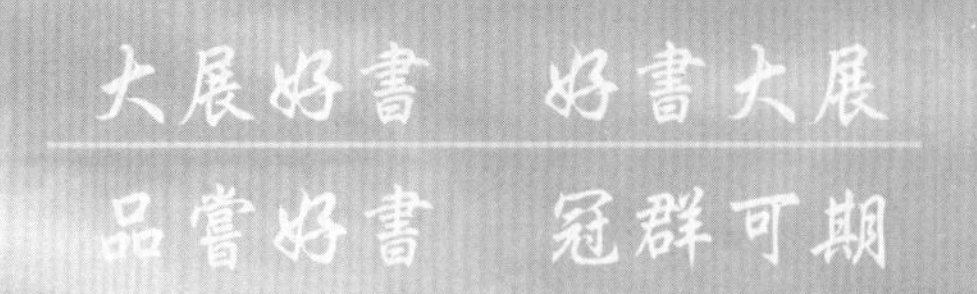
大展好書　好書大展
品嘗好書　冠群可期

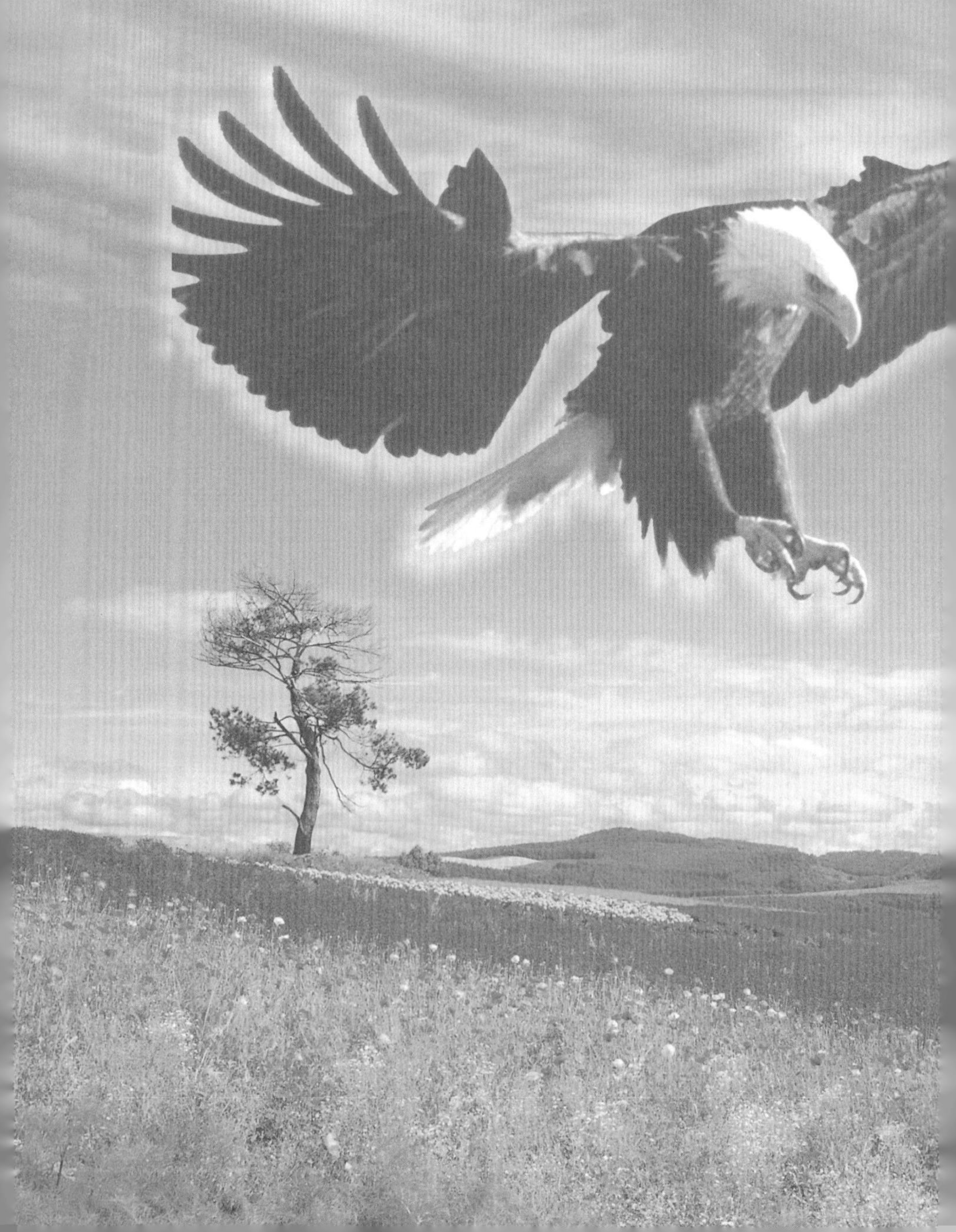

大展好書　好書大展

品嘗好書　冠群可期

快樂健美站
25

排毒頻譜
33 式熱瑜伽

韓　俊　編著

大展出版社有限公司

國家圖書館出版品預行編目資料

排毒頻譜33式熱瑜伽+VCD／韓　俊　編著
——初版，——臺北市，大展，2009〔民98.05〕
面；21公分——（快樂健美站；25）
ISBN　978－957－468－681－0（平裝附影音光碟）
1.瑜伽　2.健康法
411.15　　98003744

排毒頻譜33式熱瑜伽+VCD

編　　著／韓　　俊
責任編輯／唐麗萍　　凌　敏
發 行 人／蔡森明
出 版 者／大展出版社有限公司
社　　址／台北市北投區（石牌）致遠一路2段12巷1號
電　　話／（02）28236031・28236033・28233123
傳　　眞／（02）28272069
郵政劃撥／01669551
網　　址／www.dah-jaan.com.tw
E-mail／service@dah-jaan.com.tw
登 記 證／局版臺業字第2171號
承 印 者／弼聖彩色印刷有限公司
裝　　訂／建鑫裝訂有限公司
排 版 者／弘益電腦排版有限公司
授 權 者／遼寧科學技術出版社
初版1刷／2009年（民98年）5月

定　價／350元

前　言

作為瑜伽會所的經理人，看著辛辛苦苦、耗資數十萬裝修的熱瑜伽房只熱鬧了幾個月就乏人問津了，心裏是不是有點鬱悶呢？

作為一名專業瑜伽教練，在同一室溫下每日重複著相同的 26 式，難免在心裏打鼓：我摯愛的瑜伽難道就這樣越走路越窄了嗎？

作為一名瑜伽愛好者，聽到教練不斷重複「請不要擅自變更熱瑜伽的動作順序」的提示時，會不會先在心裏畫個問號，到底為什麼這樣？這是不是商業瑜伽下的又一個噱頭呢？

有人講熱瑜伽好處多多，有人言熱瑜伽害處不少，你方講罷我登場，反讓大眾練習者不知所措。

在過去的教學過程中，特效排毒頻譜熱瑜伽就以其超強的排毒減壓、去脂塑身的效果得到了廣大瑜伽愛好者的認可，並掀起了頻譜熱瑜伽的熱潮。但是隨著時間的推移，我們逐漸發現有很多練習者因為固定的動作模式及長期瑜伽練習形成的身體綜合素質的全面提高，對原有頻譜熱瑜伽的新鮮感、挑戰性和運動成就感逐漸消失，運動倦怠使他們不再對原有練習感興趣。

所以，我們適時編排了這套特效排毒頻譜 33 式熱瑜伽，以下簡稱頻譜 33 式熱瑜伽。

這套練習是在原有頻譜熱瑜伽基礎上的升級。較之基礎的頻譜熱瑜伽而言，更具有實用性、全面性、超負荷性、瑜伽性和趣味性，排毒減脂的針對性和效果性更強。全身的內部組織和淋巴腺體在瑜伽、高溫和遠紅外頻譜的刺激下重新平衡身體的自然化學性和激素指標，從而調整身體的內外機能。

在編排中，這套姿勢以古老的瑜伽典籍中的經典體位為基礎，依循身體肌肉、關節、經絡、脈輪和心智訓練的不同作用和固有規律編排而成。同基礎頻譜熱瑜伽的動作一樣，大家在練習中應按動作固有的編排順序練習，不要擅加修改。排列順序的原因我們將在第二章專章講述。下面讓我們一起開始瞭解這套練習。

目 錄

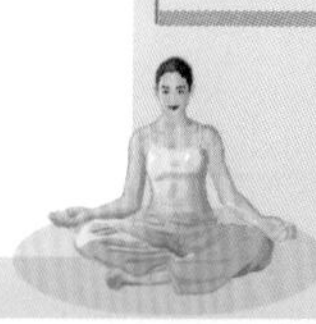

第七章 特效排毒頻譜 33 式熱瑜伽體位詳解 ………101

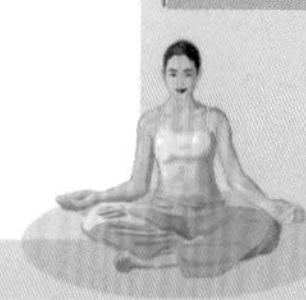

第一章

特效排毒頻譜熱瑜伽的作用機制和實踐中常見問題答疑

一、頻譜熱瑜伽特效排毒的原理

中醫排毒八法中的「汗法」，就是用出汗的方式排除體內毒素，透過運動或者服用排解寒邪的藥湯發汗排毒。大家知道，瑜伽姿勢中的彎、伸、扭、推、擠可促使內臟腺體進行自潔，保證排泄功能正常，同時使淋巴循環暢通。熱瑜伽房內的溫度始終保持在38～42℃，高溫加快了人體的新陳代謝，再經由瑜伽練習，向體外排毒的過程變得更通暢。

在頻譜熱瑜伽房內還有遠紅外發射系統。據生命科學家證實，人體是一個遠紅外輻射源，當4～16微米的遠紅外線的頻率與身體中細胞的水分子的運動頻率相一致時，能量就會被生物體所吸收，吸收後的生物體的皮下組織深層部位的溫度升高，產生的熱效就會使水分子被活化，從而處於高能狀態，使細胞內的酶、氨基酸、核酸等生命物質的活性增強，使皮膚由深層到表層的各個部分細胞積極

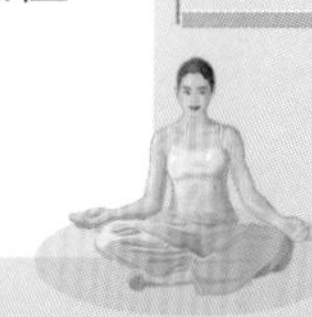

進行物質交換和自我更新，最後將潛藏在深層的大量毒素，如鈉、酒精、尼古丁、膽固醇、致癌重金屬以及化妝品殘留物等排出，再由汗腺分泌大量汗液運至體外。

這個過程可以促進黑色素顆粒代謝和白細胞的吞噬能力，提升細胞的再生能力和固水能力，不但可使身體受益，還可抑制黑色素小體的形成，有袪斑美膚的效果。

這樣，瑜伽練習、高溫、遠紅外線三管齊下，排毒成效顯著，一起驗證了中醫的汗法排毒、泄法排毒的說法。

二、特效排毒頻譜 33 式熱瑜伽的適合人群

特效排毒頻譜 33 式熱瑜伽更適合有一定瑜伽練習基礎或練習過一段時間基礎頻譜熱瑜伽課程的學員。

有高血壓，低血壓，眩暈症，心腦血管疾病，糖尿病，甲亢，內臟嚴重潰瘍，頸、肩、背、腰有嚴重損傷的學員不要練習；孕期、哺乳期和生理期內的女性不要練習；對於不適應基礎瑜伽練習的學員，也不可以參加任何熱瑜伽的訓練。

對於曾經進行其他運動方式的學員，我們建議最好經過一段普通瑜伽和基礎熱瑜伽的練習後再開始頻譜 33 式熱瑜伽的練習。

因為沒有接觸過瑜伽練習的學員，在進入平日身體並不適應的環境溫度（38～42℃）時，還不能判別出身體上的一些反應和感覺是瑜伽帶來的還是溫度過高帶來的，這對於學員的身體和教練的針對性教學都會產生影響。所以我們建議學員先從普通瑜伽開始練習，做到先瞭解自己的

身體，再練習基礎頻譜熱瑜伽，逐步適應高溫下的運動。當您感到基礎頻譜熱瑜伽已不能滿足您的時候，就可以開始嘗試頻譜 33 式熱瑜伽的練習了。

三、練習頻譜熱瑜伽的注意事項

頻譜熱瑜伽也是瑜伽練習，所以，在遵守特定注意事項的同時，也要遵守普通瑜伽練習的注意事項。在練習前一定要注意：

（1）瑜伽練習場所宜安靜幽雅、空氣流通，且有充足的空間伸展肢體。

（2）瑜伽練習前請解除身體的一切束縛，如腰帶、領帶、腕表和大的飾物等。

（3）瑜伽練習時請穿著寬鬆的衣服，坐、臥、跪的姿勢在瑜伽專用墊上進行，並以赤腳練習為佳。切記：務必確認地面不能滑動。

（4）瑜伽宜在空腹狀態下練習，以餐後 3 小時、飲用流體至少 30 分鐘後練習為佳。但練習中如另有規則時，可不依此例。

因練習熱瑜伽大量排汗，所以，我們要求學員最好在訓練前 30 分鐘適當補水，先行喝下一大杯飲用水（300 毫升以上，非飲料類）。

在熱瑜伽的練習過程中如確需飲水，一定要小口啜飲，切記不可一次喝下大量的水。

（5）瑜伽練習者在練習前請先如廁。

（6）在做各種瑜伽練習時，一定要在自己身體極限的邊緣溫和地伸展肢體，千萬不要用力推拉、牽扯。

（7）在做瑜伽練習時，請將注意力集中在動作對自己身體產生的感覺上。

（8）除非另有說明，否則，在練習中要自始至終用鼻子進行呼吸。

（9）時刻記住：每一次練習都應緩慢並且步驟分明，不要出現使身體失控的慣性動作。

（10）在日常瑜伽練習中請注意反向動作，也就是說向前屈曲後要注意向後伸展，外展後要內收等。

（11）如果在練習過程中出現體力不支或身體顫抖，請即刻還原肢體，不可過於堅持。

（12）瑜伽練習時，如果感到身體關節發出輕微的「喀喀」聲，請不要擔心，這說明身體正在開始鬆動。但是如果同一關節在一段時間內總是反覆出現這種狀況，請及時告知教練。

（13）如果在做某一姿勢時，身體的某一部位發生劇痛，請立即停下來。必須經教練指導後方可再做同一姿勢，如疼痛繼續存在，在短時間內請不要再做此動作。

（14）在熱瑜伽練習的過程中，如果感到心跳過快或呼吸困難，需暫停下來進行深呼吸調整，但不可立即走到室外。

（15）在每一種瑜伽體位的開始和結束後，都要讓學員完全放鬆，有節律地呼吸。

（16）如學員需在館內沐浴，請在練習結束 30 分鐘後再行洗浴為佳。

（17）瑜伽練習結束後不宜立即進餐，應在 1 小時後進餐為宜。

（18）任何運動都有可能出現遲發性肌肉酸痛，如在練習後肢體出現繃緊或酸痛的現象，請給予適當按摩或冷敷。

（19）女性學員在經期可根據自己的體能做適當的普通瑜伽練習，但要避免倒立、伸展腹部的動作和反轉性動作。

（20）學員在練習過程中應全程關注自身狀況，不要盲目和其他修習者攀比。

（21）對於任何一種瑜伽練習，練習者都應在知道它的注意事項後方可開始練習。

（22）年紀很大或頸背曾有嚴重損傷的學員，應先取得醫生或教練的同意後，方可決定是否進行瑜伽練習。

（23）高血壓，低血壓，眩暈症，心腦血管疾病，糖尿病，甲亢，內臟嚴重潰瘍，頸、肩、背、腰有嚴重損傷的學員，孕期、哺乳期和生理期內的女性不要練習任何熱瑜伽。對於不適應基礎瑜伽練習的學員，也不可以參加任何熱瑜伽的訓練。

（24）我們不提倡頸、肩、背、腰有嚴重損傷且已觸及神經根的人，年紀特別大且骨質過於疏鬆的人及孕婦跟隨大眾訓練課練習。哺乳期女性要對其做特別說明後方可練習。進行過大手術或女性產後兩個月內（含引產、流產）、骨折 3 個月內不提倡練習。

（25）修習瑜伽並不妨礙進行原有的運動。

（26）雖然修習瑜伽對身體極為有益，但並不是說瑜伽練習者就可以忽視有效的醫學治療，練習者應把瑜伽視為一種有效的保健措施或防病手段。

關於這些注意事項的原因和理由，我們在遼寧科學技術出版社出版的《瑜伽初級教程》上已有明確說明，感興趣的朋友可以參閱。

四、熱瑜伽練習中的常見問題

美國「多發性硬化症協會」的史蒂芬說，對於多發性硬化症患者，高熱通常會加速痙攣及身體的脆弱，反而是置身於稍微冰涼的泳池內游泳才是這類患者最合適的運動。

美國紐約運動傷害科醫生路易士說：「在酷熱的房間內，人的確會變得更柔軟，但別奢望能讓你彎得像軟糖般柔軟。」

美國康涅狄格大學熱學專家勞倫斯•阿姆斯通也分析道：「雖然人體處於43℃的高溫下不是什麼了不起的大煎熬，但長時期暴露在炙熱環境下，會提高眩暈及中暑的危險性。」

也有很多學員對肌疲勞的程度、肌纖維老化、呼吸系統損傷等問題提出質疑，在這裏我們一併回答這些疑慮。

1. 開始練熱瑜伽時，溫度多高爲宜

讓我們看一下身體的適應漸進性。在我國的寒冷地區，夏季最高溫度也不會達到36℃，如果讓這裏的人們一下子就開始42℃的高溫練習，肯定是不對的。在大量實踐的基礎上，並結合全國瑜伽會所的實際情況，我們將熱瑜伽溫度最低定在34℃，然後根據地區差異和練習者的身體

狀況逐步調整，最高不超出 42℃。溫度是和人體的感受成比例的，切不可孤立、靜止、片面地死搬固定溫度。

2. 熱瑜伽房應配備哪些基礎設施

「手續雖繁萬不可減人工」。當開始頻譜熱瑜伽練習時，一定要將紅外線理療裝置、溫控儀、氧吧、空氣淨化器、加濕器打開（我們提倡加溫設施自帶加濕作用）。切不可為減少成本或怕麻煩不打開紅外線發射系統和其他設備。

在密閉的熱瑜伽房內很多眩暈感是缺氧引起的，有些商業性過強的場館往往在一堂熱瑜伽課上預約過量的客人，結果空氣的品質和含氧量可想而知。所以，每堂課課程開始前教練要看一下上課人數，相關的空氣淨化設備及氧吧是否打開。

還有一點要強調的是，過量的氧對人也是有害無益的，如果吸進 100%的純氧，對腦幹的呼吸中樞有直接抑制作用，會引起中毒乃至死亡。在醫院搶救危重病人時輸入的都不是純氧，現在社會上的一些宣傳有誤區，所以，不應該一味地向密閉的熱瑜伽房內添加純氧。

3. 爲什麼瑜伽房內要有紅外線理療設備

紅外線理療設備可以對身體進行合理的物理治療。紅外線可使生物體產生自熱或凝固，對理療過程中的熱效應和止痛等方面有著重要的作用。

紅外線理療設備可以加熱深層組織，對各種疾病進行更為突出的物理治療，使肌肉在保養狀態下運動，引起遲發性肌肉酸痛和肌肉損傷的可能性極小。

眾所周知，只要是熱源，都有紅外線輻射，也就是說，普通的暖氣、火爐都是一個紅外線發射源，但只有和人體同頻共振的紅外線才可作為理療儀，所以練習者一定要清楚您所練習的場所裝備的是頻譜儀，還是普通的電熱管或者乾脆就是電暖器。

4. 熱瑜伽房內應該達到怎樣的濕度

室溫過高的房間濕度會較低，一些不知如何提高熱瑜伽房溫度的學員有時還會用烤箱設備等不正確的方式升溫，使得房間內的空氣過於乾燥，對人們的呼吸系統、皮膚和身體造成不必要的傷害，所以，我們要注意房間內的濕度問題。

加濕設備和使人體感到舒適的濕度控制設施是必不可少的。濕度偏低時，蒸發加快，乾燥的空氣容易奪走人體的水分，使皮膚乾燥、鼻腔黏膜受到刺激，所以在秋、冬季，乾冷空氣侵入時，極易誘發呼吸系統疾病。

在眾多環境要素中，空氣濕度對下呼吸道疾病的影響最大。濕度偏低，常常會導致病情加重。而濕度過大時會抑制人體散熱功能的發揮，同時過大的濕度可使褪黑激素（松果體素）的分泌增加，從而使人萎靡、倦怠。

此外，空氣濕度過大或過小，都有利於一些細菌和病毒的繁殖和傳播。科學測定，當空氣濕度高於65%或低於38%時，病菌繁殖孳生得最快，當相對濕度在45%～55%時，病菌死亡較快。研究結果和臨床實踐都證明，當居室空氣濕度達到55%～65%時，比較有利於各種下呼吸道疾病的治療和康復，這個數值也是我們推薦的熱瑜伽房內的空氣濕度。

5. 如何看待熱瑜伽的減脂塑身作用

有很多學員關注熱瑜伽只是為了減肥，其實這是對熱瑜伽的一種誤解。瑜伽是使人身心都健康的運動方式，在瑜伽練習中，身心的健康是第一要素。換句話說，如果一個人是健康的，那他自然也不會過度肥胖或瘦弱。

那什麼樣的體重才算不胖不瘦呢？這就涉及到了體重指數（BMI）——體重（千克）除以身高（公尺）的平方。當 BMI 在 18.5～22.9 之間時，說明我們的體重在正常範圍內，當然這需要配合體脂百分比值來衡量。女性體脂百分比在 16%～25%之間，男性體脂百分比在 12%～18%之間屬於正常值。如果配合腰臀比，也就是腰圍與臀圍的比，女性不大於 0.8，男性不大於 0.9 屬於正常值。當這些數值符合要求時，我們的體重就是正常的。

瑜伽可以將我們的體重指數控制在正常範圍內，而不是超過或不足。所以我們有必要對大家說，與其說熱瑜伽可以減肥，不如說它可以減脂塑身更恰當。

在熱瑜伽的練習過程中，新陳代謝加快，內臟腺體始終在積極的狀態下工作，減脂是必然的，但課前、課後的體重差異裏，水分的流失占很大比例，所以，不要輕信體重秤而應該看看體脂指數，要查這一點並不難，現在很多體重秤自帶體脂項目，也可以購置獨立的體脂測量儀。

6. 可否改變體位元組合順序

這個問題涉及到動作的正確性和教練的瑜伽專業性。頻譜 33 式熱瑜伽的動作是完全根據身體的脈輪來安排的，對動作的把握不足會改變所刺激的脈輪。

大家可以試一下，在正常的室溫下將花環式、叩首式、束角式和頭倒立等這些看似編排有序的動作連在一起做時，會因為無法承受能量的流動勢能而出現頭暈、噁心和莫名的不舒服感。所以，正確的動作和正確的順序是減少瑜伽運動傷害的基礎。

在這裏讓我們給頻譜熱瑜伽下一個定義：**在特定的室溫和環境要求下，始終處於遠紅外線理療設備輻射範圍內進行的特定瑜伽體位組合練習**。至於這套動作為什麼是特定組合，我們將在下面的章節中詳細闡述。

在眾多學者、專家還在對高溫下的瑜伽練習眾說紛紜時，我們始終認為學員的身心健康高於一切，結合各種理論依據，我們建議大家每週做 2～3 次頻譜熱瑜伽練習就足夠了。

第二章

瑜伽課程的基本編排原則

頻譜熱瑜伽雖然具備自己的特色，但歸根究底是瑜伽課程。作為瑜伽課程而言，它要符合一節瑜伽課程所具備的原則和要素。在這裏，讓我們講解一下如何才是一節合格的瑜伽課。

一、全面性原則

作為科技高度為人類服務的現代社會，汽車、電梯、全自動化或智慧化的辦公設備、生產設備、家用電器將人們從繁瑣的工作生活中解放出來，但這也造成了心腦血管疾病、肥胖、糖尿病、骨骼肌肉衰退等現代都市病患病率的增加。這種現象迫使更多的人將目光投向了體育運動，投向了古老的瑜伽。在這種情況下開始的運動要求我們在課程設計時必須關注到全面性的原則。

1. 每節課使全身各關節、肌肉、運動平面盡可能多地得到鍛鍊

為了保證課程的舒適性和實效性，在每節課程的設計

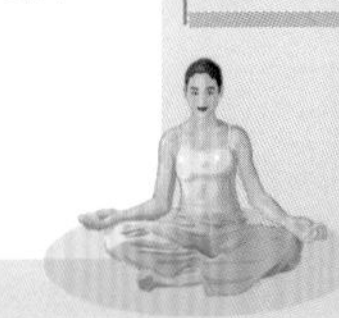

中應力圖將全身關節、肌肉、不同運動平面的動作盡可能全面地涵蓋進來，在一節課程內使練習者的身體充分享受運動後的舒暢。

2. 每節課盡可能涵蓋全部健康人群的體適能要素，務求體能獲得全面發展

心肺功能、體脂百分比含量、柔韌度、肌力、肌耐力是衡量一個人是否可以健康地適應生活和工作的必需條件，所以，在每堂課中都應有所涉及，不可因教練個人的好惡而有所偏倚。

3. 每節課盡可能多地展現瑜伽而不僅僅限於體位練習

根據瑜伽自身的特點，教練應該在每節課裏盡可能全面地向學員展現瑜伽，比如在正式開始課程前向學員講解一些瑜伽的小知識，根據學員的練習進度在課程中加入呼吸練習、收束、契合、潔淨功練習等，而不是在每節課上只做體位，大練「瑜伽操」。

應該利用瑜伽自身的優勢使學員的身心和諧發展，把鍛鍊身體和培養優良的心理素質有機地結合起來。

二、超負荷性原則

作為忙碌的現代人，每日健身都希望能得到運動後的效果。從運動理論上講，鍛鍊效果的大小，很大程度上取決於運動刺激的強度，弱刺激不能引起身體機能的變化，

這也就是學員們常講的「沒感覺」。但運動負荷過大時，身體不僅不能獲得理想的效果，還可能損害健康，只有適宜的負荷強度才能有利於能量的恢復和超量補償。讓我們看一下怎樣才能使每節課程都做到讓學員有運動的感覺。

1. 運動量稍高於正常運動或訓練強度

教學訓練給予機體的負荷應稍高於學員平日已適應的運動強度。只有較常量稍大的刺激強度才能促使身體機能逐步提高。

2. 當適應某訓練強度後，逐漸增加強度，令身體不斷地去適應新強度

隨著鍛鍊效果的出現和體質的增強，機體會對原有的生理負荷反應越來越小，效果就必然有所減弱，因此，需要隨時調整增大刺激強度，這樣才會使身體機能踏上良性循環之路。

3. 避免過勞

過勞時，身體無法完成超量恢復，免疫力受抑制，易發生運動損傷。所以要把握好訓練的強度，將強度控制在讓學員「稍努力後就能達到」的程度。並隨時調整課程，從根本上杜絕學員過勞現象的發生。

4. 不斷適應學員的發展，使課程達到超負荷性

我們可以從以下幾方面入手，確保課程的超負荷性。

（1）動作分解準確，指導到位

使學員在指導下可以將動作的要點、難點、重點全部體現到位。

（2）增加姿勢的保持時間

在學員正確完成動作的前提下，可以將姿勢保持的時間適度增加。

（3）改變動作的生物槓桿以提高動作強度

在原動作的基礎上縮減力臂，延長力矩，可提高動作的強度，易達到超負荷效果。

（4）增加動作的組數

單純增加動作的次數不利於增加課程的趣味性，所以我們提倡通過增加動作組數來強化效果。比如我們可以在三角伸展前加一組弦月式，這樣，身體外側屈的強度自然加大，但課程並沒有因此而呆板。

（5）減少姿勢間的調整時間

對於剛開始瑜伽練習的學員，我們對動作間的調整應給予足夠的重視，但隨著時間的推移，可將調整時間慢慢減少到 2 秒左右。

（6）改變課程環境

將平衡練習放置在瑜伽墊上或是閉上眼睛進行。改變室溫，或是增加或減少輔助設備的使用。這些都容易達到超負荷性。

5. 每節課程不可缺少的設計安排

在時間匆忙無暇備課時，只要注意體現下面幾個方面的練習，就會使學員在練習後有運動的感覺。

（1）加強背部的練習

瑜伽中有句話叫做人有多年輕，背有多柔軟，這話反過來也成立。人們在日常生活中對背部的保養很少，所以課程安排時要注意加入背部三平面的練習。如矢狀面的貓、虎或蛇擊、蜥蜴式等，水平面的脊柱扭動，冠狀面的三角、門閂等都需有所涉及，這樣就會使學員練習後感到背部的輕鬆。

（2）必須加入腿部的伸展動作

中國有這樣一句諺語「人老腿先老」，腿部肌群一經打開，學員立刻會有充滿活力的感覺。

（3）在課程開始之初加入雙臂向上伸展的動作

這樣，三焦經得到調理。在中醫醫典《素問》中，手少陽三焦經被稱為「決瀆之官」（意為主管疏通水道，運行水液），它的打開有助於全身經絡的暢通。課程開始時向上伸展雙臂，給經脈「熱身」。

（4）平衡練習放鬆思想，鎮定心神

這是作為瑜伽課程不可或缺的部分。

（5）給予適度肌力、肌耐力練習，強化肌肉纖維，促進循環

微微沁出的汗珠會使學員有運動的暢快感。

三、針對性原則

對於教練而言，每個學員都有權利成為個體，只有對不同學員因人而異、因材施教，才能使每一節課都取得成功。可能很多人會問，學員並沒有訂制私教課程，對於一

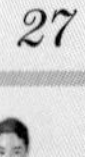

堂團體課來說，怎樣才能做到針對性原則呢？下面，我們從以下幾方面來說明這個問題。

1. 針對學員的訓練要求和個體身體狀況予以針對性指導

在專業的會所裏，會有每位學員的身體狀況調查表，上面詳細記載著每位學員的身體狀況及練習要求。教練在上課前一定要詳細閱讀，做到對每位會員的狀況瞭若指掌。對於非專業俱樂部，教練就要充分利用課前、課後與學員的交流時間，在充分尊重學員的基礎上全面瞭解學員的身體狀況及練習目標。

1 小時左右的瑜伽課約有 12～16 個動作。在這些動作的練習過程中，教練應針對每位學員的身體狀況和練習目標做出有側重的指導。比如做頸功及肩關節練習時，我們著重指導頸、肩有問題的學員；做喉輪收縮按摩時，教練則著重指導專為控制體重而參加練習的學員和甲狀腺機能異常的學員；在下課後可將本次課程中有針對性的練習提示給到課學員等。

2. 針對新老學員的不同狀況給予課程激勵，保證不同層級學員的運動興趣

新學員初次接觸課程，通常自信度不足，自我意識過強，很難將注意力放到動作對自己身體所形成的感覺上，容易過度關注其他學員，或盲目自嘲干擾其他學員的正常練習。而老學員已有一定的練習基礎，進入瑜伽練習狀態很快，對已掌握的動作興趣較低，通常不願與新學員同堂

上課。這個問題在非專業場館的綜合性課程中更為突出，要使不同水準的學員在一套統一的動作與節奏下很好地完成課程，絕不是一句簡單的「請在極限邊緣溫和地伸展」所能做到的。在這裏，我們要做的是求同存異的差異化教學。也就是說，對老學員要保證其動作的準確性和標準度，要讓他們認識到自身和標準的差距。對新學員，則要以表揚為主，建立學員的自信，培養他們的運動興趣，這個階段是至關重要的。

3. 使每堂課的整體具有主題針對性，以形成課程興奮點

寫文章有句話叫做「文似看山不喜平」。這話用在課程設計裏也非常好。

課程的平鋪直敘會使學員很快喪失運動興趣。如果每節課都能突出一個重點練習部位，比如纖腰收腹、削肩塑臂，或在當節課程中擇取一個大家都非常感興趣的動作詳解，這些都是形成課程興奮點的不錯的辦法。

四、漸進性原則

作為健康人群的健身鍛鍊，漸進性原則必須遵守。

1. 運動量循序漸進，以免身體不適應突然過量的運動而產生過勞或受傷

對於久不運動的朋友，練習要符合人體在參加運動時的變化規律。強度宜逐漸增大。課程內容也是由簡到繁、

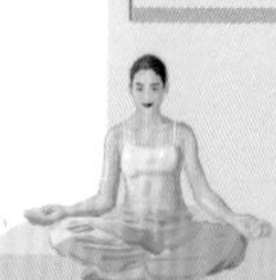

由分到合。對學員的要求也是從易到難，由低到高。

2. 漸進性增加每週的訓練次數，漸進性增加每次訓練的動作強度

根據人體運動器官完全恢復的時間和有無健身習慣，新學員可選擇每週不少於 2 次的訓練。在每節課上，動作間的調整時間不少於 4 秒，休息術的時間不少於 20 分鐘。動作以入門練習為主。隨著練習的增加、體質的增強，訓練次數和動作強度可逐漸增強。

3. 對學員給予漸進性目標管理

每一位學員都是帶著目標開始練習的。作為教練，我們有責任將這個學員自行設定的大目標合理分化成一個個小目標，讓他們時刻在明確的目標下逐步達成心願。這不但有助於保持學員的運動興趣，增加學員的成就感，而且有利於學員的會籍管理和教練的課堂管理。

4. 注意每堂課的課程設計的漸進性，注意調整—熱身—訓練—冷身—調整的設計結構

很多學員在進入教室時並沒有進行過熱身，這時立即開始練習會使學員無法適應或引發運動傷害。所以，當每節課開始時應請學員盤坐兩三分鐘，使呼吸平穩、心緒安寧，然後再由簡到繁開始體位練習，將熱身和訓練有機地結合起來。在訓練結束前要以調整性動作冷身，然後以時間不等的瑜伽休息術進入身心放鬆狀態。

如課程安排有調息練習，可放在休息術後進行。

5. 注意綜合課程中每個動作的漸進性

在前面我們說過，綜合性的課程中，學員的練習水準及身體素質各不相同，在這種課上，我們要將稍有難度的動作分解成各階段，確保所有學員都可將注意力放在自己的動作上而不是站在那裏看別人練習。比如在課程中有站姿的脊柱扭動單腿伸展練習時，我們可將練習從單腿手抱膝開始，再進入到站姿單腿弦式，再到站姿單腿脊柱扭動式定型。學員可以在任何一個可以做到的姿勢上停留，這樣就可以有效地保證綜合課程的課堂效果。

五、復原性原則

運動時身體能量的消耗比平時多，因此需要時間恢復。根據運動理論，一般作為輕微運動及中強度鍛鍊，訓練間隔時間要短，最佳效果為天天練習。這就要求教練要注重課程設計中的復原性，也就是把握好課程進度，做好活動性休息課程。

我們在課程中可以利用未疲勞的肌肉進行適當活動，藉以促進全身的代謝，加速疲勞的消除。當學員處於全身疲勞時，可選擇輕鬆而趣味性高的活動來達到加速消除代謝產物的目的。

在復原性課程的設計中要注意延長動作間的調整時間和休息術的時間，這樣可以減少體位而加大收束、契合、調息、潔淨等練習的比重。趣味性是復原性課程不可缺少的要素，我們將其單列出來說明。

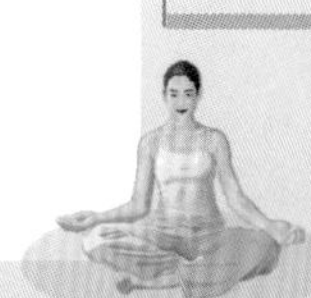

六、趣味性原則

課程能否持久地吸引學員，與訓練的趣味性有不可分割的關係。教練應該像經營一次戀愛一樣來完善所有的課程。我們可以在課程結構不變的前提下經常改變課程的流程，比如可以將課程從站姿、坐姿或各種臥位姿勢開始。可以在課程中引入各種不同風格和流派的瑜伽，使課程保持持久的新鮮感。作為專業場館的教練，我們可能每天有很多課程，如果有學員一直在跟隨課程，或持續兩節以上跟隨你的課程，請注意課程設計中的重複率不要高於60%。同樣，課程的背景音樂也應該在主流風格不變的前提下經常變換。教練不要以一成不變的妝容及服飾示人。

舉個極端的例子，學員從開始上課的第一天到訓練期結束，教練都是在用同一曲背景音樂下，上同一套課程，穿著同一套練功服，用一樣的課程節奏，這只會使學員選擇離開。

七、瑜伽性原則

請在課程設計的過程中始終牢記我們帶領學員練習的是瑜伽課程，所以務必請大家詳細閱讀練習注意事項的部分，確保課堂氛圍的瑜伽性。另一個值得注意的地方就是課程設計的瑜伽性。瑜伽課程中應注意動作安排流暢合理。為了保證課程的安詳靜雅，不要讓會員從站姿立刻進入到臥位又回到站姿，然後又到俯臥位的「折騰」。在體位安排上還應關注到不同體位所刺激的脈輪不同，要使能量在中脈七輪中順暢流通。有很多教練的課程從表面看來沒什麼不妥，可是總會有學員感覺這個課程不舒服，主要原因就在這裏。比如說我們進入眼鏡蛇式後，能量在中脈下三輪被擠壓，為了配合能量向上流動，下一個動作我們就要設計一個可以讓能量流向心輪的姿勢，比如說蝗蟲式。絕不可以讓能量在脈輪中流動落差太大，比如從束角式直接到頭倒立。從體位上看起來流暢的課程，可能在能量流通方面並不順暢。要做到使課程「內外皆順」，就要用心弄清楚瑜伽典籍上關於脈輪的理論。

八、課程的普及性及普遍性原則

讓我們先看這樣一個例子。一個從沒接觸過瑜伽又從沒有任何鍛鍊習慣的學員來到這樣一節瑜伽課上，教練正在帶領學員們作孔雀、天秤、鴿王、舞王等體位，教練練得興致勃勃，學員們卻只有看表演的份兒。你說這個參觀者會選擇瑜伽作為他的健身方式嗎？如果在課堂上看到的練習這個參觀者都能跟下來呢（先別管他能否作到位）？

所以，在課程設計上一定要記住這句瑜伽諺語：把簡單的做難，難的做簡單。不管面對任何基礎的學員，好教練永遠只比學員好一點點。

試想，每日在繁忙的工作中擠出時間來健身，沒想到卻只有來看表演的份兒，學員會作何感想？對於大眾而言，設計過於艱澀的課程，只會使學員選擇離開。所以課程設計要使練習者能夠接受，要具有普及性及普遍性。

第三章

頻譜熱瑜伽的編排特點

上述各項作為一堂瑜伽課所要依循的規律，頻譜熱瑜伽也要遵循。但是作為一堂特色課程，頻譜熱瑜伽同時具有自己的特點。

一、動作所循脈輪以熱爲主

換句話說，就是哪怕室溫沒有熱瑜伽要求的那麼高，但是，瑜伽動作所刺激到的脈輪是以熱為主的，那麼一套動作下來，我們仍然會「重重香汗濕羅衣」。

舉個例子給大家說明一下，比如我們在做肩立式時，要求將下巴頂放在兩鎖骨間，這時收縮動作刺激喉輪，我們會感到身體發涼（當然這同阻斷了體內熱蜜露通過喉輪也有關係）；但是，做頭倒立時我們則會有全身出汗的感覺；同樣，做魚功、拱背功等動作後我們會自然體會到喉部發涼，這時我們是以伸展動作刺激了喉輪；做腹部按摩時我們會體會到腰腹部發熱，這和臍輪有關。

在熱瑜伽課程的編排過程中，我們要對使身體有熱感覺的脈輪的刺激較普通瑜伽課程的編排強化些。

二、動作熱而有度

雖然動作是以升發熱能為主，但是，也要注意動作的陰陽調和。印度傳統醫學由阿育吠陀醫學、尤納尼醫學、西達醫學和瑜伽功所組成，作為醫學組成部分的瑜伽的本意是使人的身心陰陽調和，過度強調瑜伽練習所帶來的陰或陽，都偏離了瑜伽本意。事實上，如果我們辯證地分析偏涼或偏熱的動作，其實動作本身都具有陰陽的平衡與調和效果。

在這裏，我們以瑜伽中經典的魚王式為例。在著名的《哈他瑜伽導論》中說：魚王式（Matsyendrasana）由激發胃火增強食慾，同時摧毀體內可怕的疾病。在練習這個體位時會喚醒生命原動力（Kundalini），從而使陰性能量更穩定。在艾揚格的《瑜伽之光》中也提到，陰性能量穿行在左脈中，把甘露灑滿整個身體系統；陽性能量則穿行於右脈間，烘乾整個身體系統，因此，人體被看作是一個小宇宙。

據說魚王式能預防陰性的甘露進入胃火。這兩種看似矛盾的說法其實並不神秘。你看，扭擰到極限的身體無法使清涼甘露進入胃火，從而使陰性能量得到穩定；另一方面，沒有清涼甘露進入胃火，陽性能量會更趨穩定。這種體內陰陽力量短時間的互不干擾，使各自的系統能量快速最大化，從而使陰陽能量在各自的峰值達到平衡。

儘管當從體式上放鬆下來時，我們的身體不可能做到這一點，但僅就保持體位的瞬間所形成的能量均衡而言，

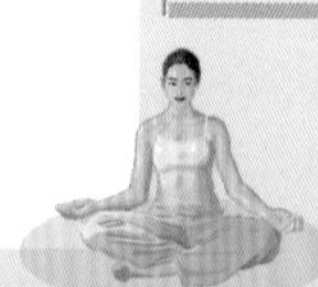

身心已經可獲得盡可能多的健康要素。雖然說在每個瑜伽體位中存在陰陽相對平衡，但是，因為各瑜伽姿勢所循經絡畢竟有所不同，所以，身體在不同姿勢中會有不同的涼或熱的感受。

熱瑜伽中身體陽性能量升發，但切不可為了追求單純的熱而忽視身體小宇宙的陰陽平衡。事實上，這也是筆者一直以來不提倡長時間練習熱瑜伽的原因之一。

三、作爲健康人群體適能練習，動作編排需具有保健性

毫無疑問，瑜伽體位本身具有很好的保健性，一堂有序編排的課程更可以讓這些效果事半功倍。那如何才能更好地發揮體位的功效呢？

瑜伽體位本身所帶來的彎、伸、扭、推、擠使我們的身體受到從臟腑到肢體的按摩，我們在此就以中醫的按摩為例為大家說明動作排序的保健性。

瑜伽的脈絡概念相當於中醫的經絡概念，讓我們以經絡來說明瑜伽中的脈絡。

經絡內屬於臟腑，外絡於肢節，溝通於臟腑與體表之間，將人體臟腑組織器官聯繫成為一個有機的整體，並藉以行氣血，營陰陽，使人體各部的功能活動得以保持協調和相對的平衡。氣血運行於經絡隧道之中，如水在溝渠中流淌一樣，遇到阻塞不能暢通就產生病灶，發生疾病。所以《靈樞・經別》中說：「夫十二經脈者，人之所以生，病之所以成，人之所以治，病之所以起，學之所始，工之

所止也。」說明經絡對生理、病理、診斷、治療等方面有重要的意義，為歷代醫家所重視。

養生功除了調整呼吸、陰陽轉化的運動之外，還可以借助外援，用循經按摩之法以暢通經絡，《金匱要略》云：「四體覺重滯，即導引、吐納、針灸、按摩，勿令九竅閉塞。」

所謂循經按摩即指依循經絡走向而做的按摩。在傳統中醫的針灸治療中，循經取穴也是必由之法，所以，在瑜伽的體位練習編排中，依循瑜伽所述人體的脈輪編排體式才會最大限度地起到養生保健、祛病健身的效果。

在本文中，我們反覆提到了瑜伽的脈與輪，可能有些朋友對此的瞭解不足，我們將在下一章中簡述一下瑜伽理論中對人體構成的看法。

第四章

瑜伽論人體的構成

瑜伽對於身體的解釋相似於傳統中醫。在這套理論中，人體的存在被認為是由土、水、火、風、空五大元素所決定的。由這五大元素，我們的身體才得以形成和維持。當這五大元素分解時，死亡來臨。

傳統的瑜伽醫典上說：骨、肉、嗅覺器官由土元素組成；血液、味覺器官和身體中的液體由水元素組成；體溫、清晰的色澤、視覺器官由火元素組成；呼吸、觸覺器官由風元素組成；身體中的腔穴、聽覺器官由空元素組成；所有的感官意識由心所產生。

五大元素的潛能和性質也存在於我們的心內。心可容納各種經驗，是土元素的性質；它的連續性和可塑性是水元素的性質；它的清晰和感受力是火元素的性質；它的連續活動是風元素的性質；它的無邊無際，是空元素的性質。五大元素互相組合，便成了人身的三質（Tri Dosha）：Vata（風：風元素與物質接觸，使體內物質運動），Pitta（消化液：水火元素的結合，化物質為能量）與Kapha（津涎：土水元素的結合，以營衛身體）。這三質互相平衡，則身體運作無礙；當這三質不平衡時，則身心出現病態。要三質平衡，必須運動、思想、食物三者結合。

在這個身心系統裏，還包括尼達（脈絡，Nadi）、生命之氣（Prana）、明點（Bindu），還有再就是著名的恰克拉（Chakra）。

在這裏有必要和大家區分一下健康和壯碩的概念。壯碩是指能從事運動比賽的體能，而健康則意味著身體各個部位和系統都處在極佳的運作狀態。狹義的健康是無病，廣義的健康是整個人都散發出光彩、喜悅、活力。若一個人可以既壯碩又健康，當然很好，若無法兼得，那一定得把健康放在第一位，這也是瑜伽的健康之道。

根據瑜伽典籍記載，宇宙由兩種物質組成，即 Akasa 和 Prana。任何東西都有形態，是來自 Akasa 逐漸形成結合的結果。不管是液體、固體還是氣體，不論是人體還是動植物，我們所能看到的和實際存在的所有東西都源自 Akasa。

從這個意義上講，我們可以按中國傳統文化把它翻譯為大道或太極，或者像惠蘭老師的書中直接稱其為物質。而 Prana 則是指每一生物內部的生命力。

一個人，其形體屬於 Akasa，而本質則是被梵文稱為 Atma（音譯阿特瑪）的一個生命力。阿特瑪處於心臟區域，由一個肉眼不可見的巨大的脈絡網，把它的影響傳向整個身體。一些瑜伽上師把人體比喻為一座城市，脈絡是道路，生命之氣是馬，心是騎士。

在下面的內容中，我們主要瞭解尼達（脈絡）和恰克拉（圖 1）。

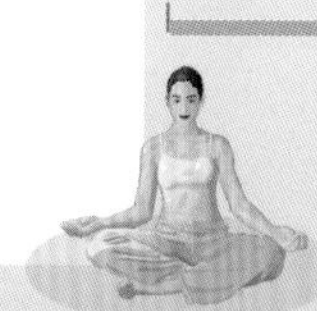

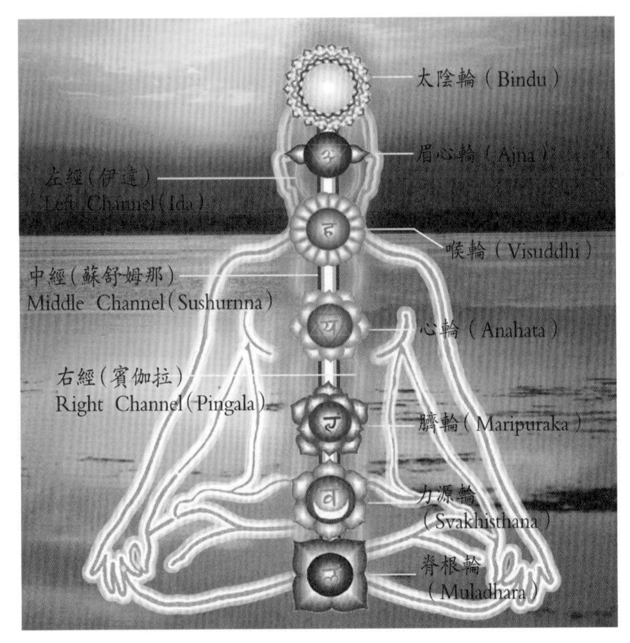

圖1

一、瑜伽隱性生理系統中的尼達

人體內共有七萬二千條脈絡，但主要的脈絡只有三條：中脈、左脈和右脈，又稱做中經、左經和右經。沿著中脈分佈有若干恰克拉，從恰克拉也分出很多脈絡，猶如雨傘的傘骨。希瓦薩姆希塔有這樣一個精彩的比喻：脈絡就像蓮花串，由脊柱支撐向下舒展。生命之氣就在這些脈絡中流動，又分為五根氣和五支氣。每一條根氣支援五大元素中的一個，負責人體的一種功能；五支氣則使得五官聯動。流經中經的氣稱為智慧氣，流經其他脈絡的氣據說都不清淨，會啟動負面、對立的思考模式。

中經（Sushumna）

這是所有脈絡中最重要的一條。是瑜伽經絡網的主幹道。吠陀經認為它是啟發警覺的通道。它形同中醫所講的督脈，西醫所講的中樞神經。從會陰直通百會，像一根直而空心的管道。理論上講應該把它看成是兩端打開的，但生命能量昆達利尼居於中經下端的脊根輪。我們將中經作為向上提升的傳輸通道。

在這裏我們提醒大家注意，決不要在沒有正確的指導下去進行提升昆達利尼的練習，否則結果將是災難性的。

左經（Ida）和右經（Pingala）

中經的左右兩邊各有一條較小的脈絡叫左經和右經。左經又叫月亮經，主陰，從左鼻孔開始。右經又叫太陽經，主陽，從右鼻孔開始，如果你想快速平靜下來就可以只利用左鼻孔呼吸；如果你想快速地得到激情，可以只利用右鼻孔呼吸。左經、右經從鼻孔直接通往兩眉之間，在此處相交後又盤繞著中經互相交錯而下。這兩條經脈相交之處形成若干恰克拉，最後向內、向上彎曲進入中經底部的開口。根據瑜伽理論，左經和右經是思維流動傳入和傳出大腦的主要通道。以上是瑜伽練習主要使用的三條通道，也就是瑜伽中著名的三脈。

阿羅漢經（又稱上行經，Arohan）和阿瓦羅汗經（又稱下行經，Awarohan）

阿羅漢經從脊根輪向體前，然後向上通過恥骨、肚

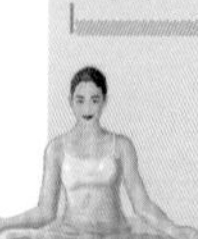

臍、喉頭，貫通頭部而到達太陰輪。阿瓦羅汗經從太陰輪向下，通過中經，在脊根輪結束。這兩條經脈的聯結類似中醫的任督二脈。

關於脈絡有種有意思的說法，睡覺左側臥壓住左脈有利於減肥，而右側臥則有助於增進練習的進境。

二、瑜伽隱性生理系統中的恰克拉

所有的瑜伽修習者都知道在瑜伽理論中有關於人體構成的三脈七輪的學說。其實，恰克拉在人體中不止存在7個，這些恰克拉是人體脈絡的聚會點，集合了人體傳說中的所謂超能力。每個恰克拉就像一個太陽，有很多光芒向四面八方輻射，就好像傳統中醫理論中的經絡穴位。你可以不相信這些隱性的生理系統，但不可以不瞭解它。

要學習瑜伽，關於這些恰克拉大家還是要瞭解的。在這裏，我把這些常用恰克拉的性狀、作用、位置和隱性生理作用等作一個簡單的歸納。

以中醫理論舉例，如同中醫中的五行、五味、五色、七情六慾與五臟六腑的互相聯繫一樣，瑜伽中的恰克拉同顏色、聲音、內臟器官也是互相聯繫的。這些恰克拉的隱性作用由下向上同馬斯洛的需求層次理論有極相似的地方。在我們一起更深入地瞭解這些脈輪以前，我想請大家注意，我們現在更多地是把瑜伽當作一種健身的方式，因為瑜伽可以讓我們的身心都健康，讓我們更好地工作和生活。因此，請不要試圖採取什麼方式去打開這些恰克拉，我們瞭解它們的目的只是為了更好地練習瑜伽。

下面，讓我們一起走近瑜伽最著名的 7 個恰克拉，不同的瑜伽課本和譯著中，它們有不同的名字。在這裏，我們從眾多的名稱中選取了具有普遍性的一組。

第一恰克拉

脊根輪（Muladhara Chakra），位於會陰，相當於盆內神經節，身體能量所在之處。暗紅色，倒三角形。顯性生理上主理性腺、腎臟。隱性生理機能的能量作用於生存、安全。以「奧」音來呼應它。

第二恰克拉

力源輪（Svakhisthana Chakra），位於尾骨，相當於主動脈神經節，生命之氣的發源地。主理腎上腺、胰腺。同時和生殖及排泄器官相聯繫。橙黃色，六枚花瓣，半月形。其能量作用於渴望、創造力和生產力，比如說著書等。以「奧奧」音來呼應它。

第三恰克拉

臍輪（Manipuraka Chakra），位於肚臍部位，相當於腹腔太陽神經節，身體元氣、健康和體力的中心。主理消化系統、肝臟、脾臟。藍色，四角形。其隱性生理機能作用於能力、意志力、力量。以「啊」音來呼應它。

第四恰克拉

心輪（Anahata Chakra），位於胸腔內、與心臟同一高度的脊柱中，相當於心臟神經節。主理胸腺、心臟、呼吸

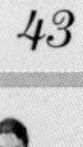

系統。綠色，十二枚花瓣，六角形。負責愛、慈悲。以「哎」音來呼應它。

第五恰克拉

喉輪（Visuddhi Chakra），位於喉核背後的脊柱部位，相當於頸部神經節，是潔淨作用的中心。本脈輪的收放按摩是控制體重的有效練習，主理甲狀腺、上皮小體、涎腺。灰色，十六枚花瓣，圓形。主理真理、訴說和傾聽。以「囈」音來呼應它。

第六恰克拉

眉心輪（Ajna Chakra），位於兩眉之間中點的後方，相當於視丘、視神經交叉，智力和直覺的中心。主理腦下垂體。兩大枚花瓣上再結四十八個小瓣，長圓形，銀白色。其作用於視覺、直覺。以「姆嗯」音來呼應它。

第七恰克拉

太陰輪，又叫頂輪（Bindu Chakra），位於頭部後面的最高處，相當於大腦頂部邊緣系統。主理松果體。略顯藍色的銀白色，千瓣蓮花。隱性生理作用是聯繫，聯繫我們人與人、人與事、天人合一等各方面。以「因」音來呼應它。

大家都知道，不同的瑜伽體位可針對不同的脈輪，所以在做不同的體位法時，我們可以配合上不同的聲音，觀想不同的脈輪以加強生命能量，強化練習效果。這些聲音、觀想和練習的結合要視教練的課程安排而定，不要勉強去做，如果無法完成這些配合那就不如不做。

第五章

圖解瑜伽體位與脈絡的聯繫

在前面的行文中，我們提到過瑜伽中的尼達同中醫所言的經絡極其類似，其五元素的提法同中醫的五行也有異曲同工之處。比如，瑜伽五元素所言骨肉屬土元素，而在中醫中脾榮肌肉，五行屬土。像這樣的例子還可以舉出許多。為了使大家更清楚地理解頻譜熱瑜伽的排序原理，我們借用中醫中常講的經絡為大家闡釋一下體位與脈絡之間的關係。為了更清晰地展現兩者關係，我們完全用圖解來向大家說明。在這裏，我們擇取十二正經和奇經八脈共20組圖示方便大家查閱。

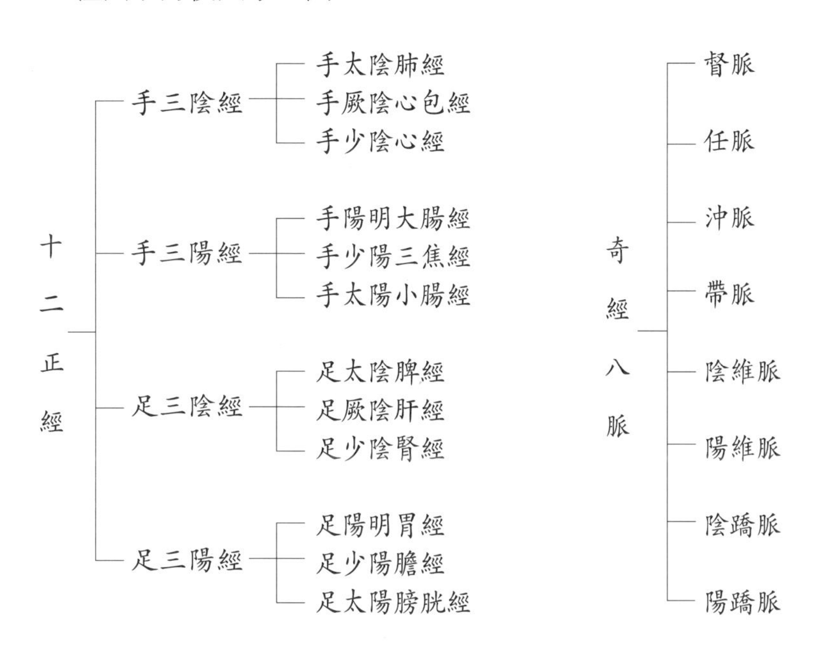

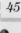

一、手太陰肺經

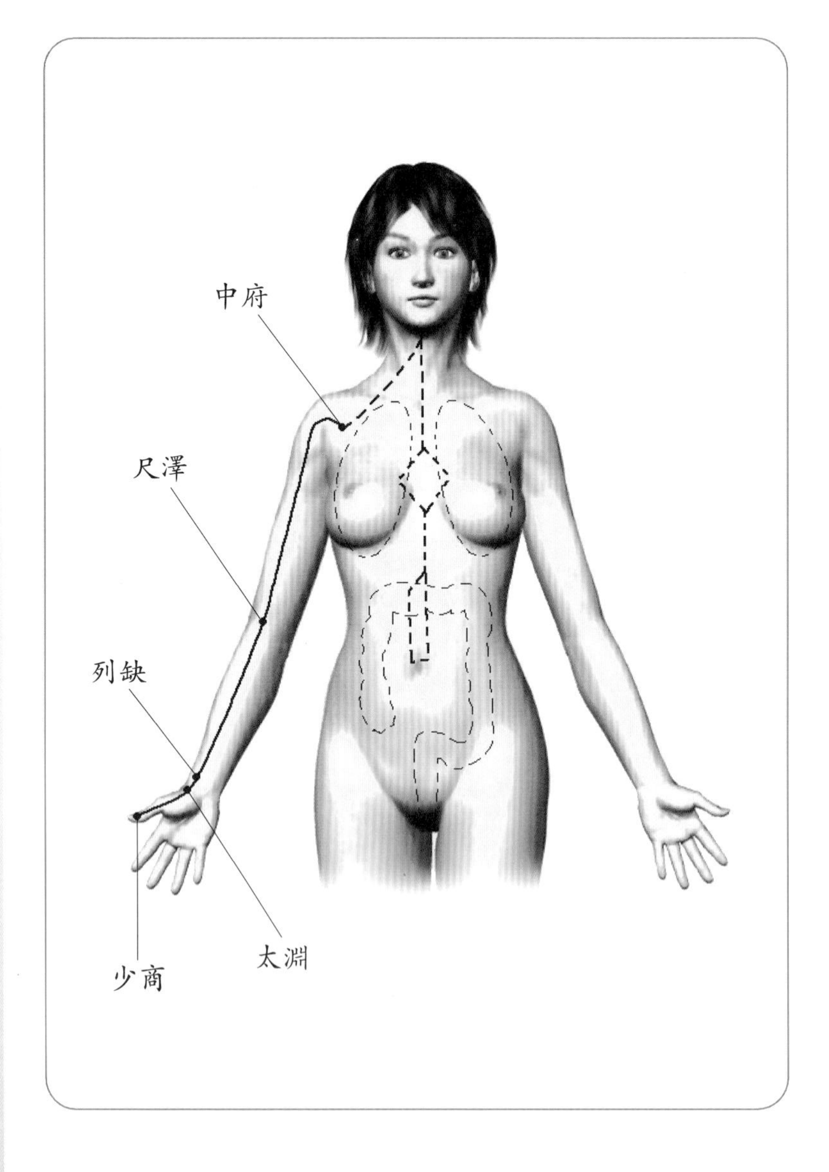

刺激到該經絡的瑜伽體位示例：

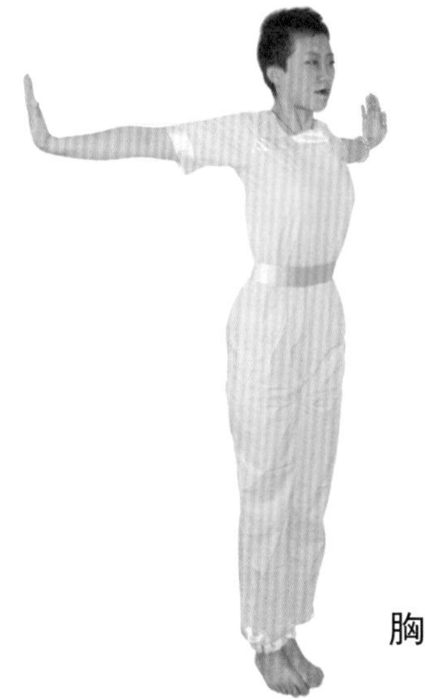

胸擴展功

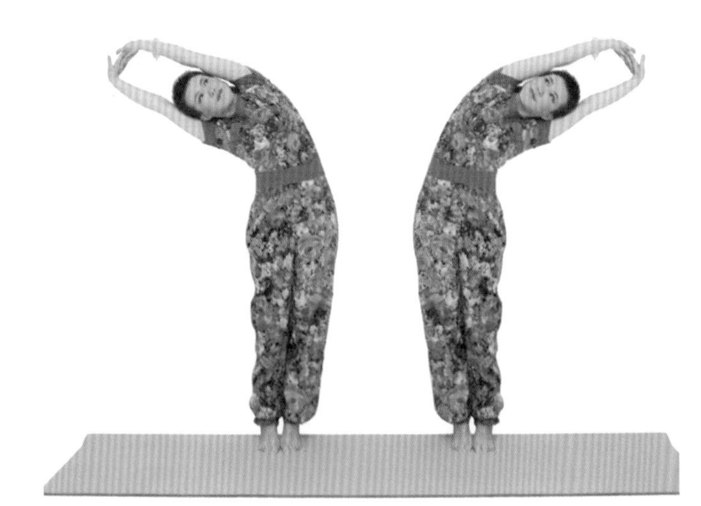

風吹樹式

二、手陽明大腸經

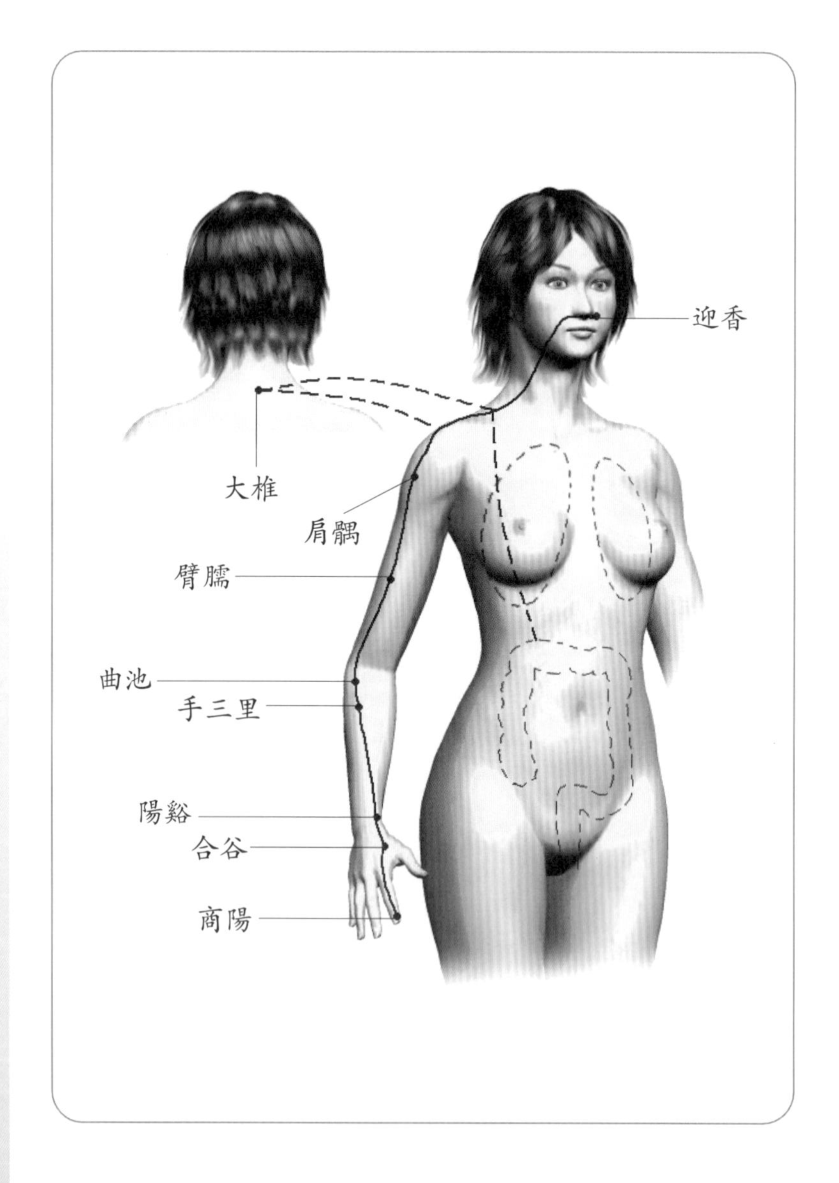

刺激到該經絡的瑜伽體位示例：

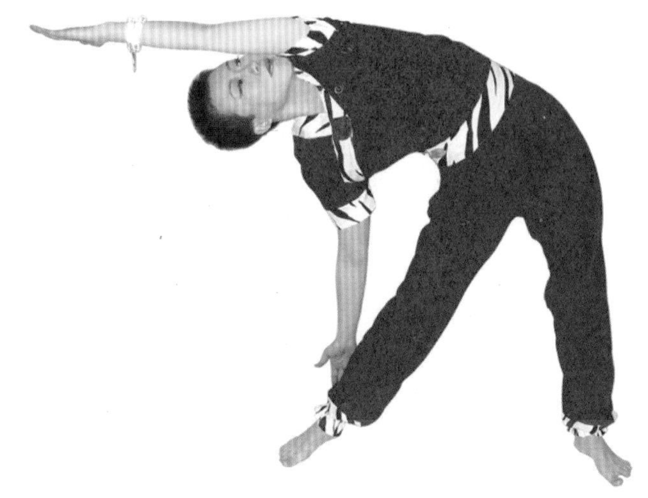

三　角　式

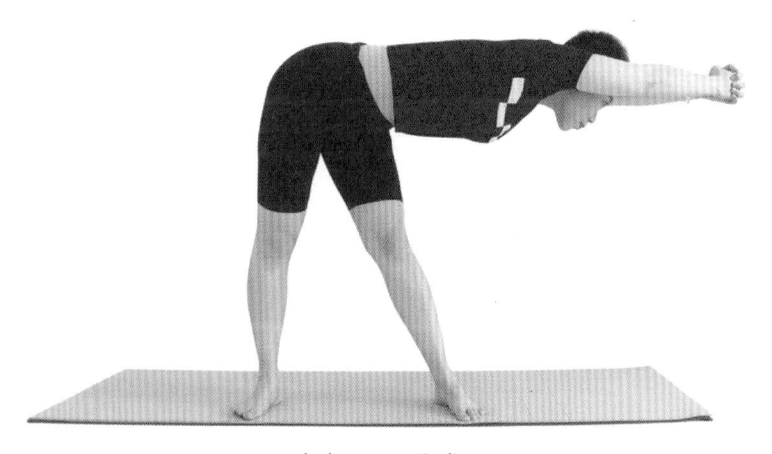

直角腰轉動式

三、足陽明胃經

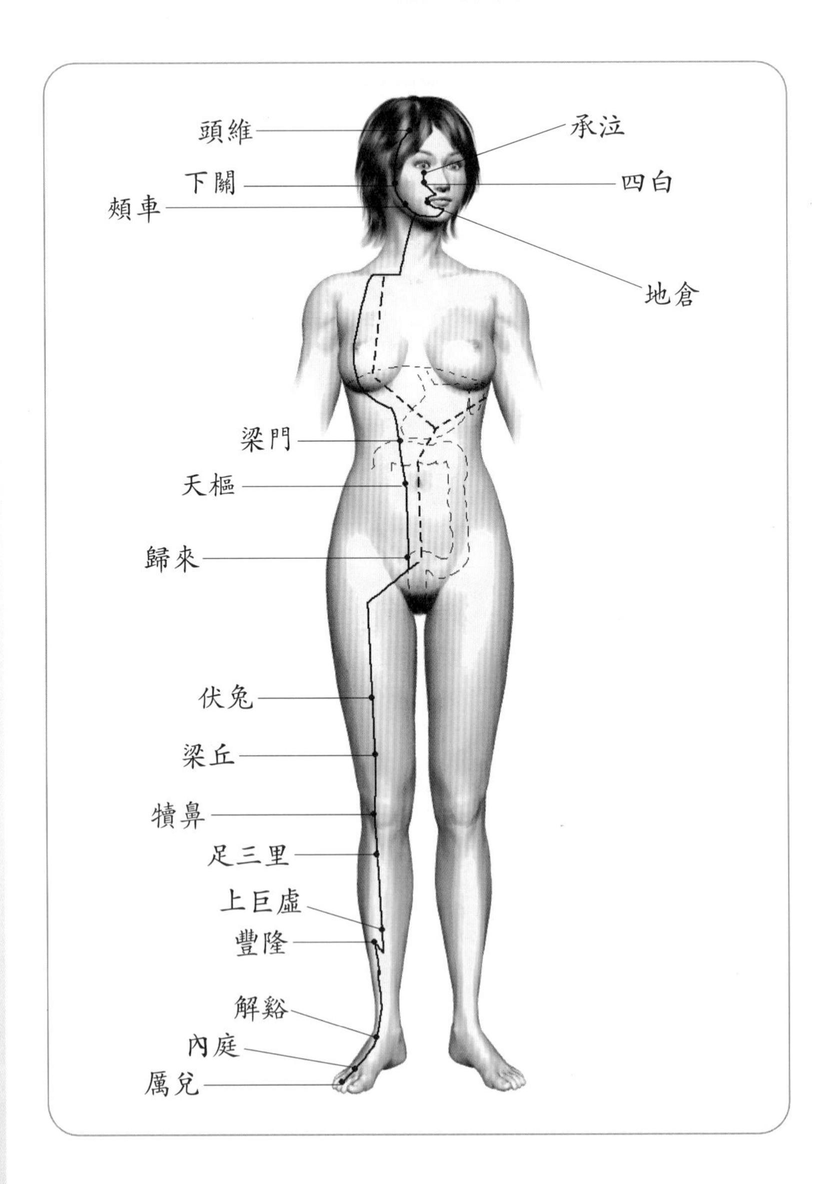

頭維
承泣
下關
四白
頰車
地倉
梁門
天樞
歸來
伏兔
梁丘
犢鼻
足三里
上巨虛
豐隆
解谿
內庭
厲兌

刺激到該經絡的瑜伽體位示例：

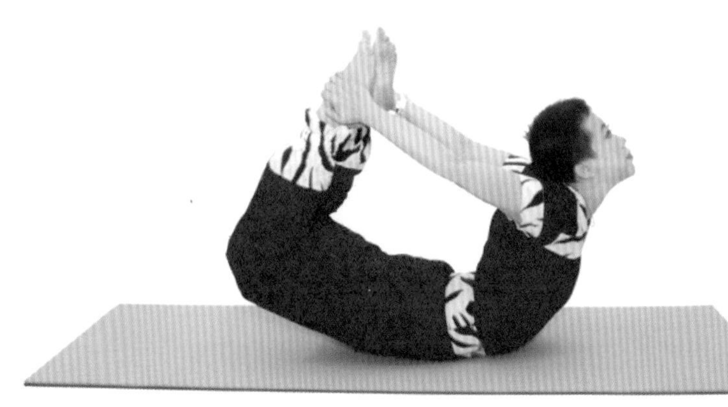

弓　式

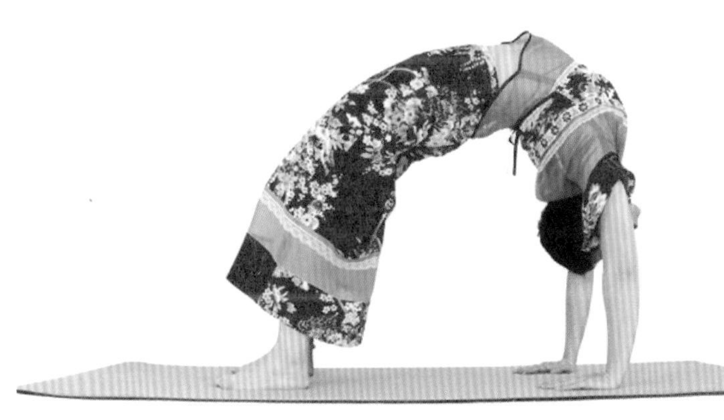

輪　式

四、足太陰脾經

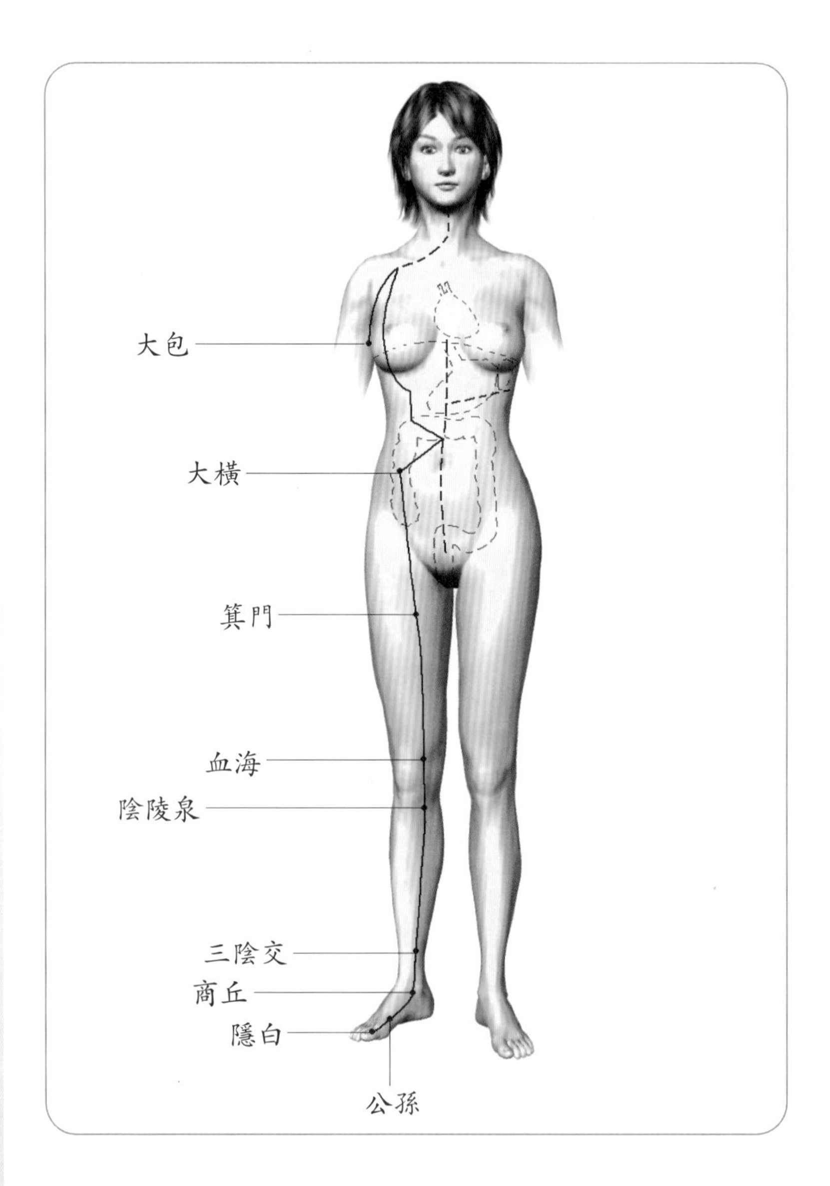
大包
大橫
箕門
血海
陰陵泉
三陰交
商丘
隱白
公孫

刺激到該經絡的瑜伽體位示例：

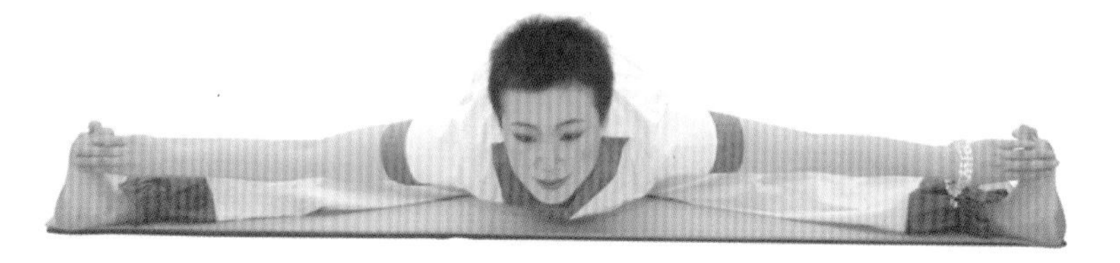

坐 角 式

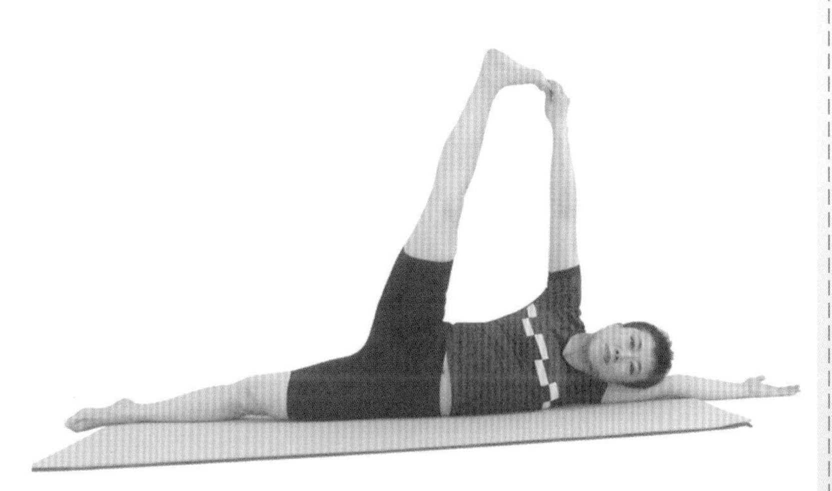

側臥手抓腳趾功

五、手少陰心經

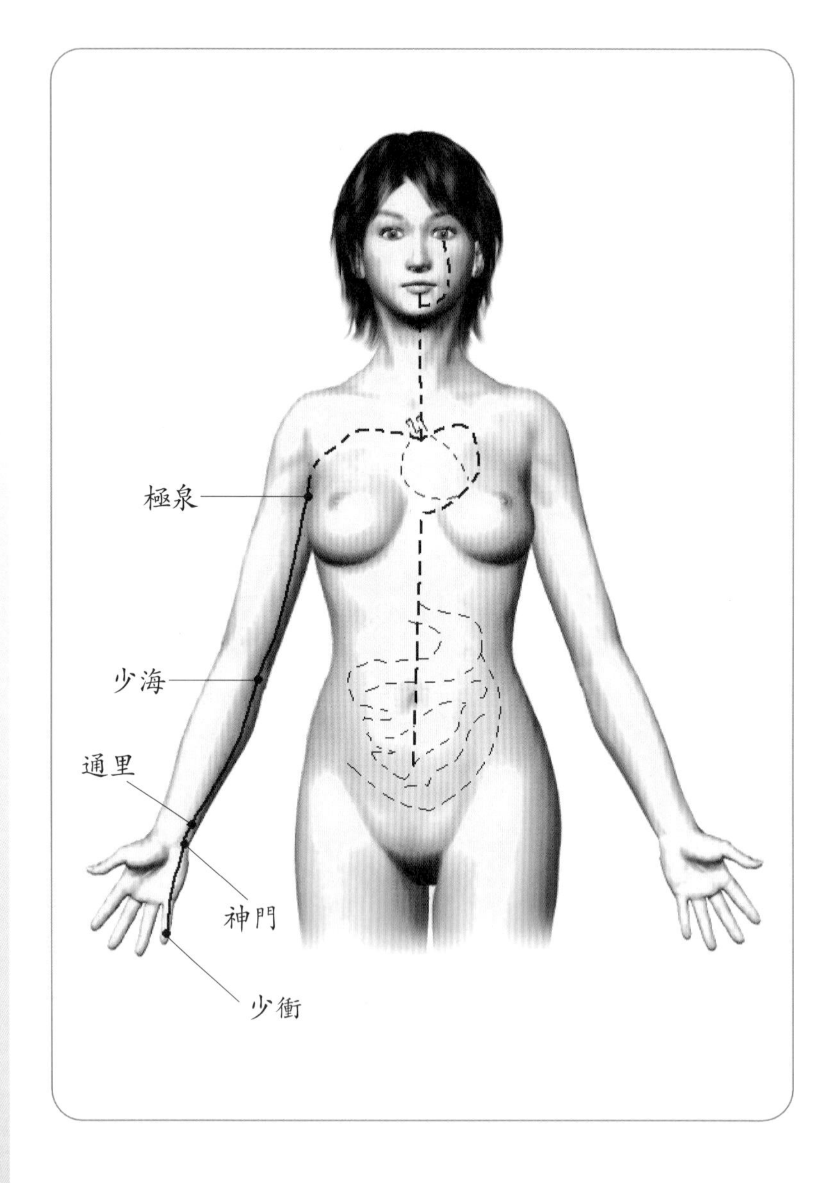

刺激到該經絡的瑜伽體位示例：

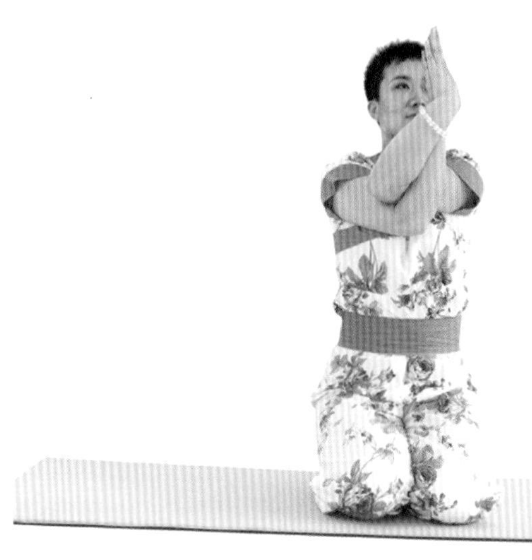

扭臂功

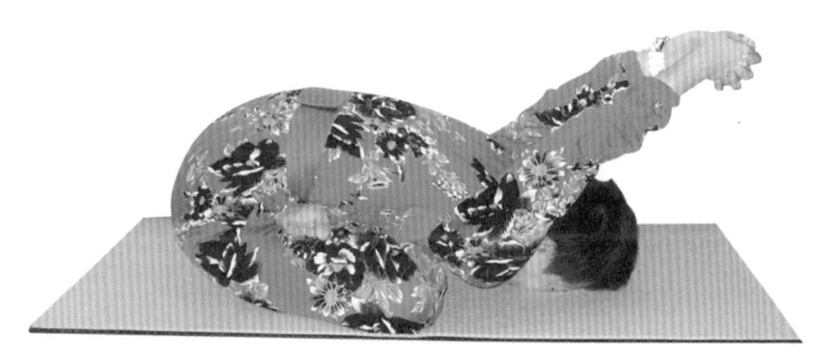

身　印

六、手太陽小腸經

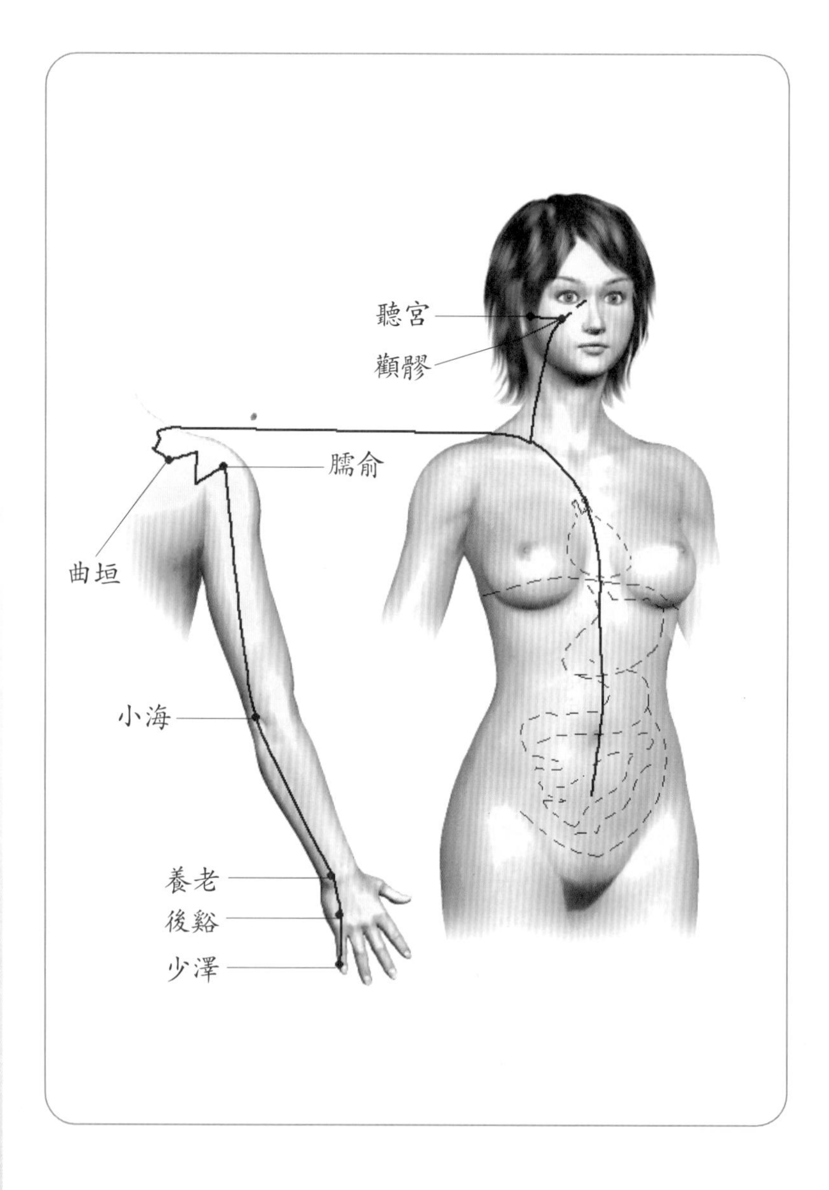

刺激到該經絡的瑜伽體位示例：

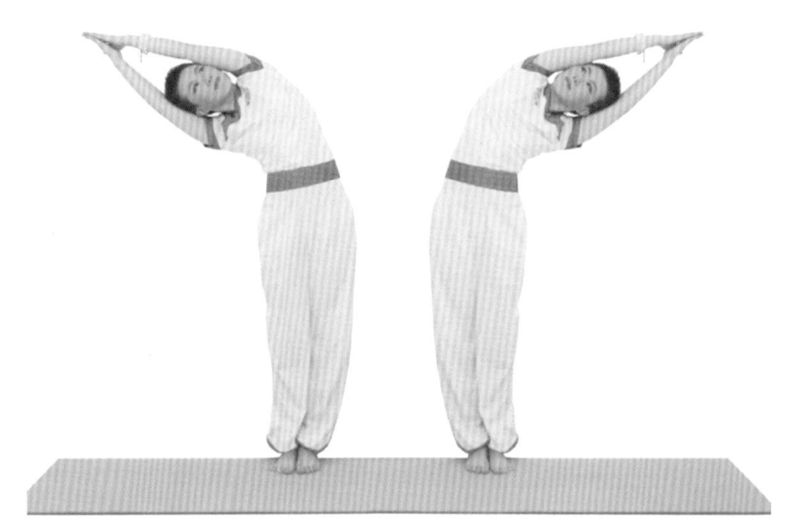

弦　月　式

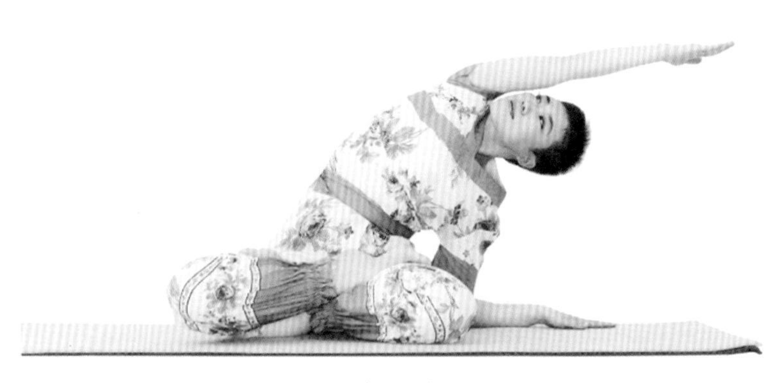

坐姿側伸展

七、足太陽膀胱經

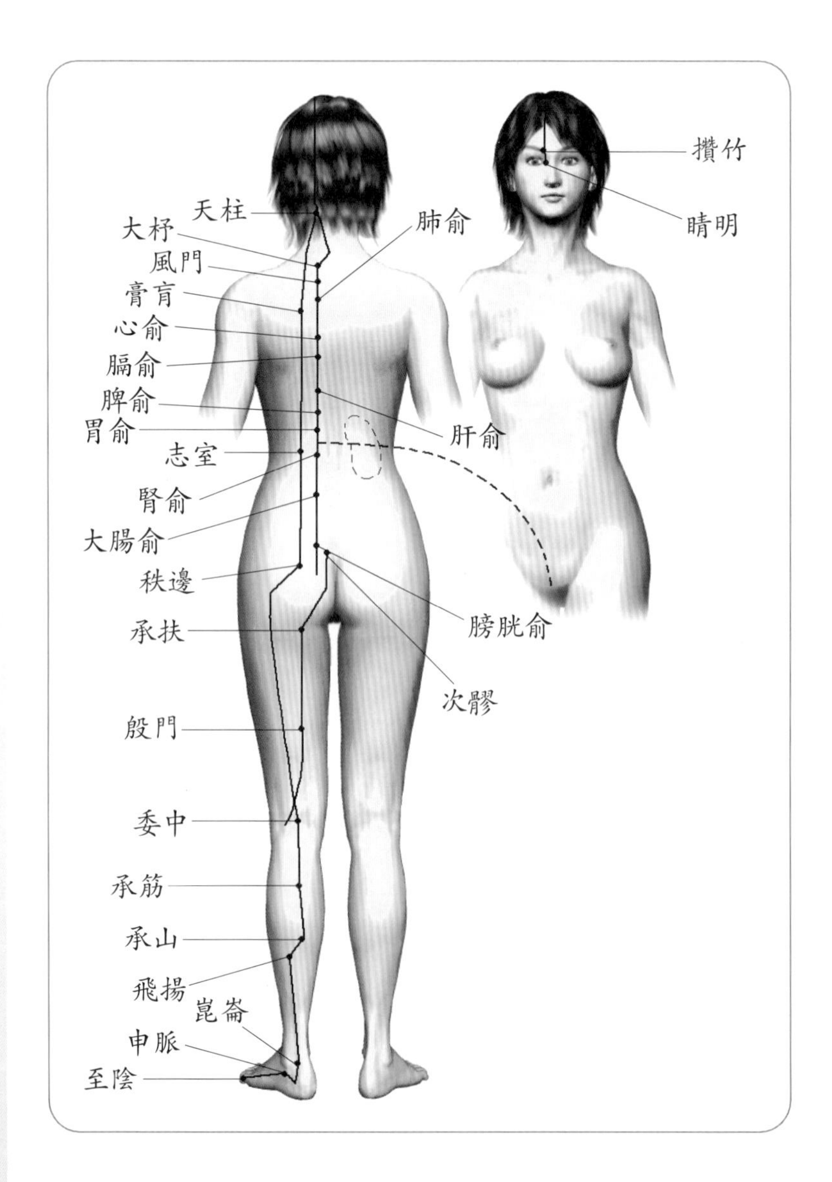
天柱
大杼
風門
膏肓
心俞
膈俞
脾俞
胃俞
志室
腎俞
大腸俞
秩邊
承扶
殷門
委中
承筋
承山
飛揚
崑崙
申脈
至陰
肺俞
肝俞
膀胱俞
次髎
攢竹
睛明

刺激到該經絡的瑜伽體位示例：

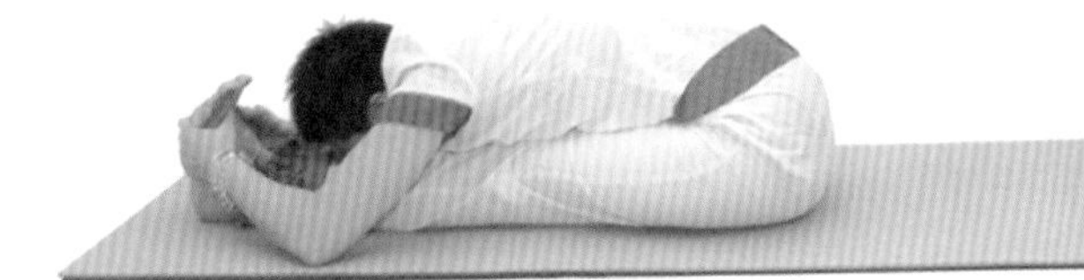

雙腿背部伸展

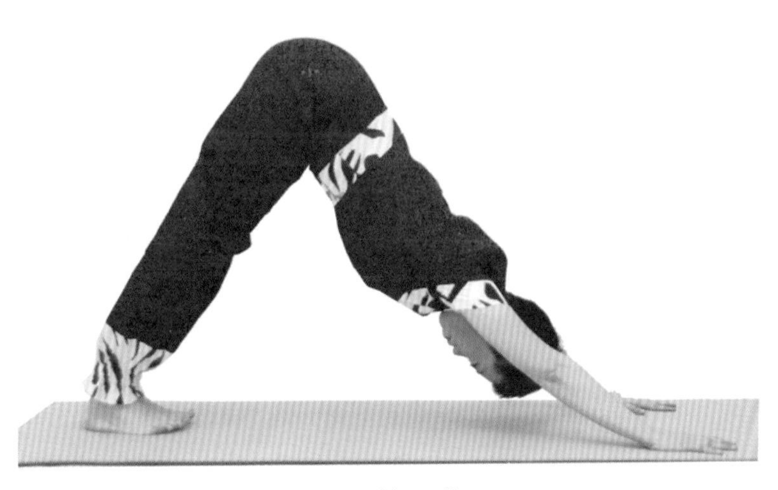

頂 峰 式

八、足少陰腎經

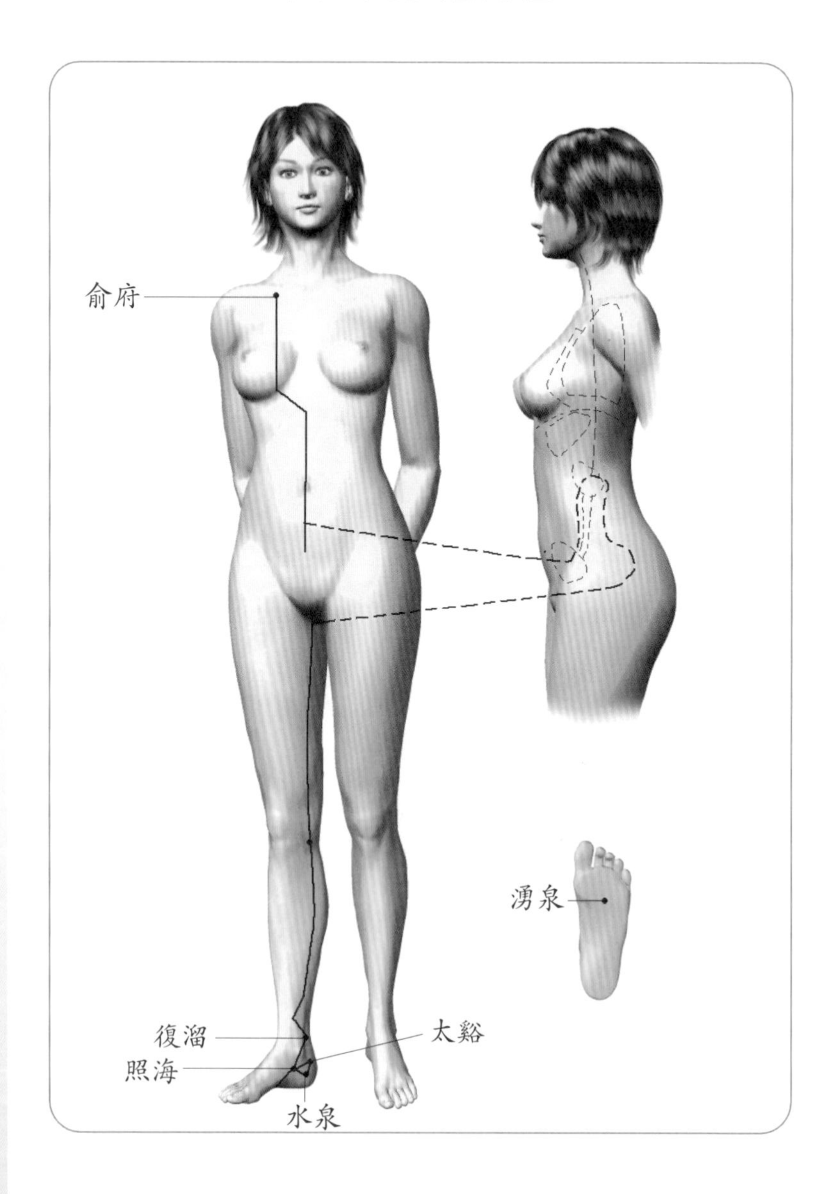

刺激到該經絡的瑜伽體位示例：

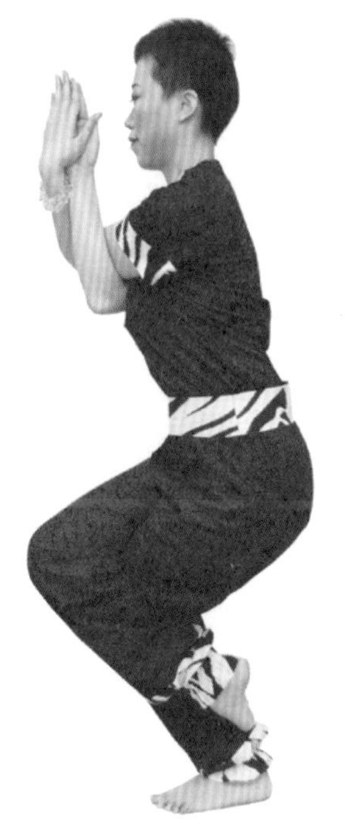

鷹　王　式

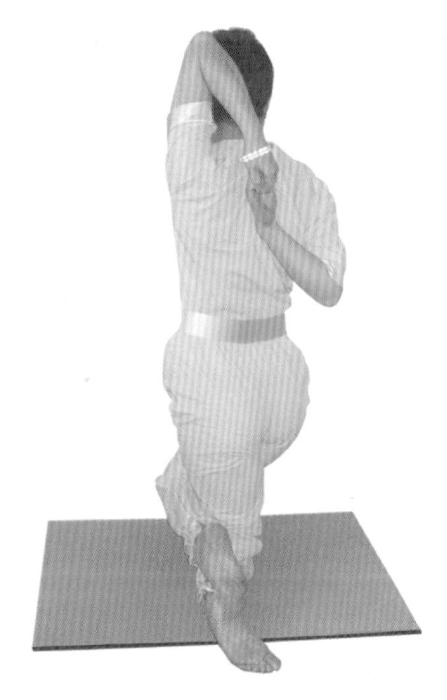

牛　面　式

九、手厥陰心包經

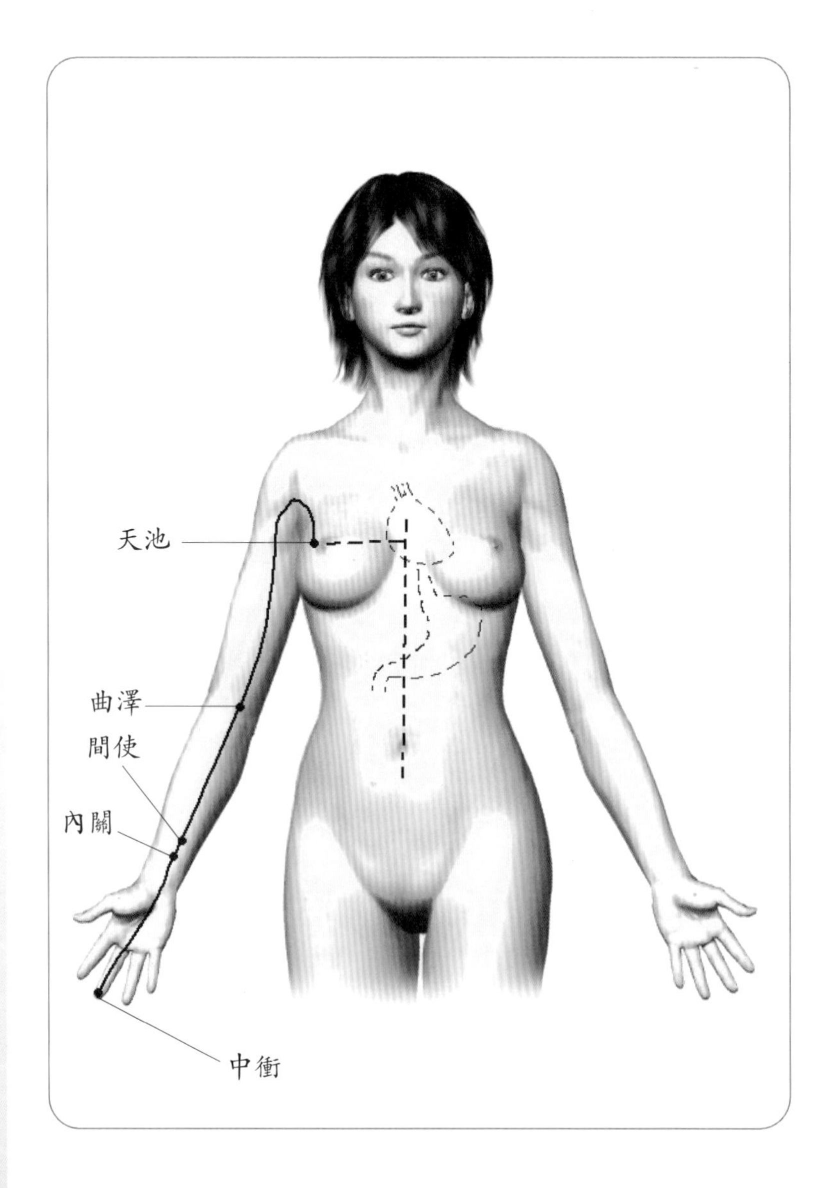

刺激到該經絡的瑜伽體位示例：

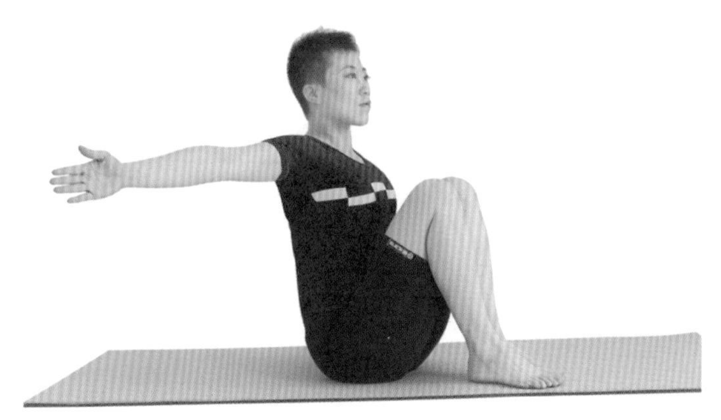

坐式腰背強壯功

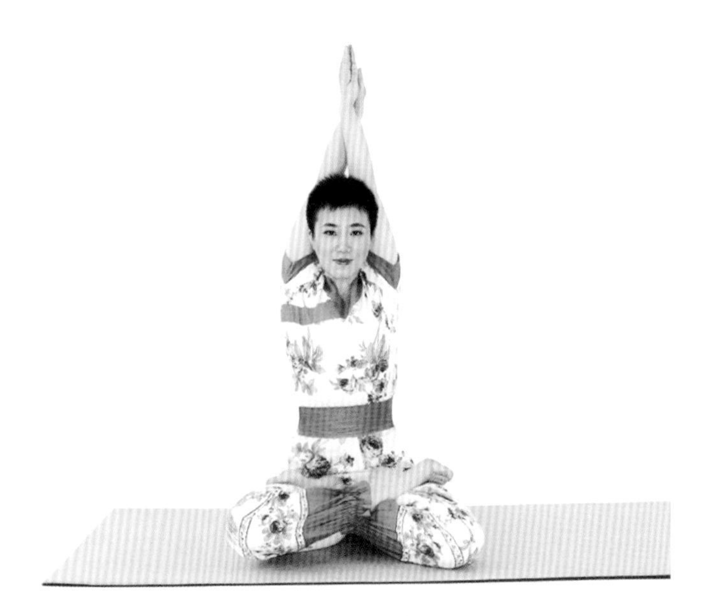

撥 雲 式

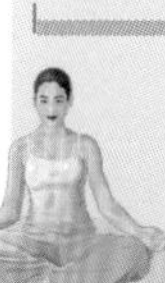

十、手少陽三焦經

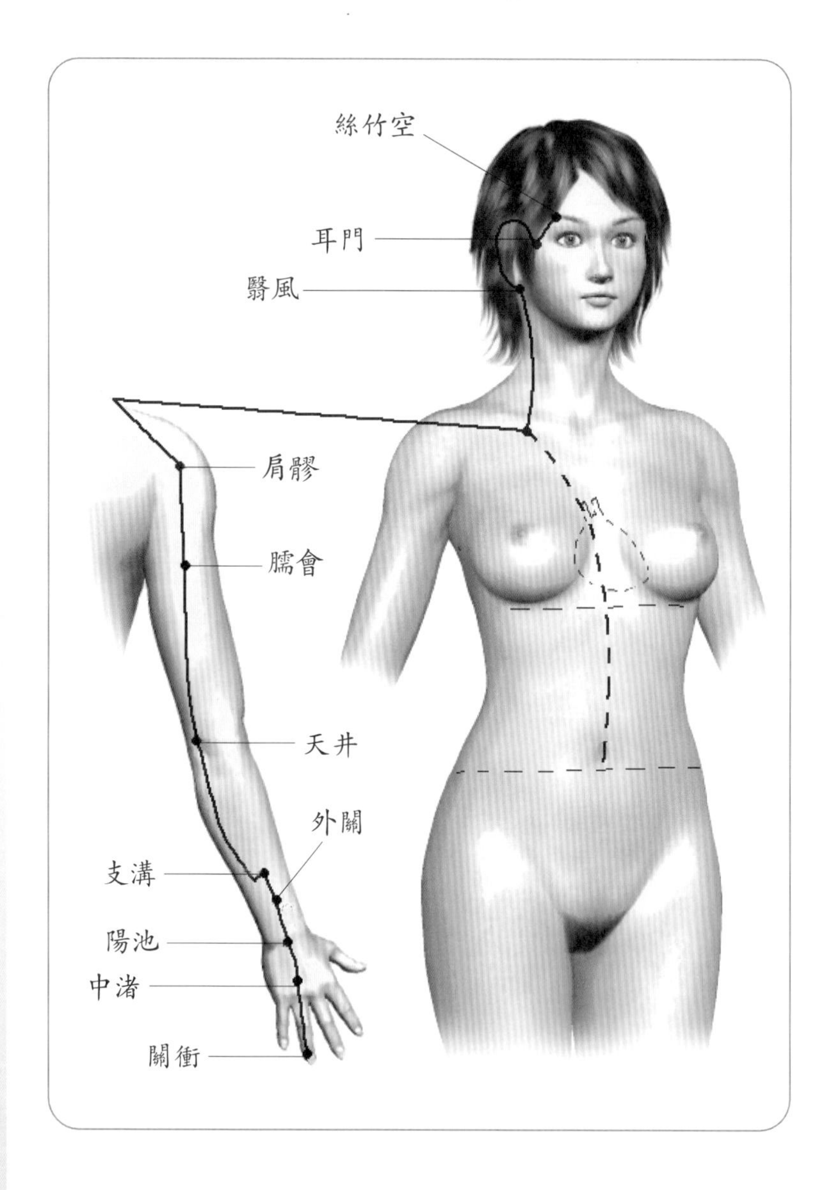
絲竹空
耳門
翳風
肩髎
臑會
天井
外關
支溝
陽池
中渚
關衝

刺激到該經絡的瑜伽體位示例：

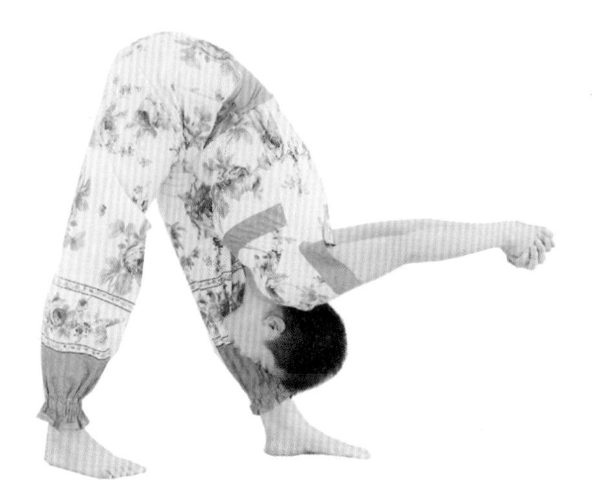

簡易雙角功

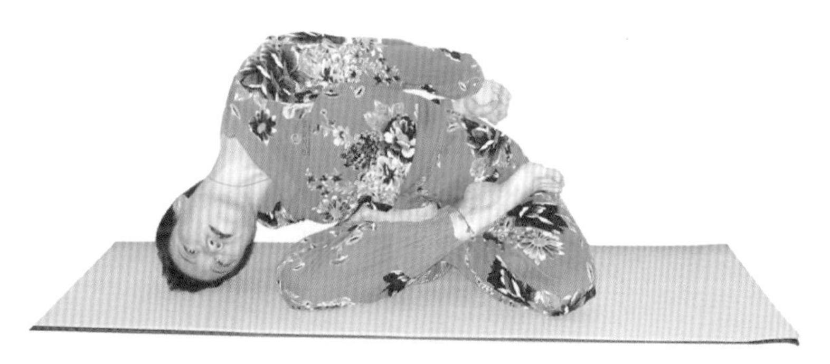

蓮花側彎

十一、足少陽膽經

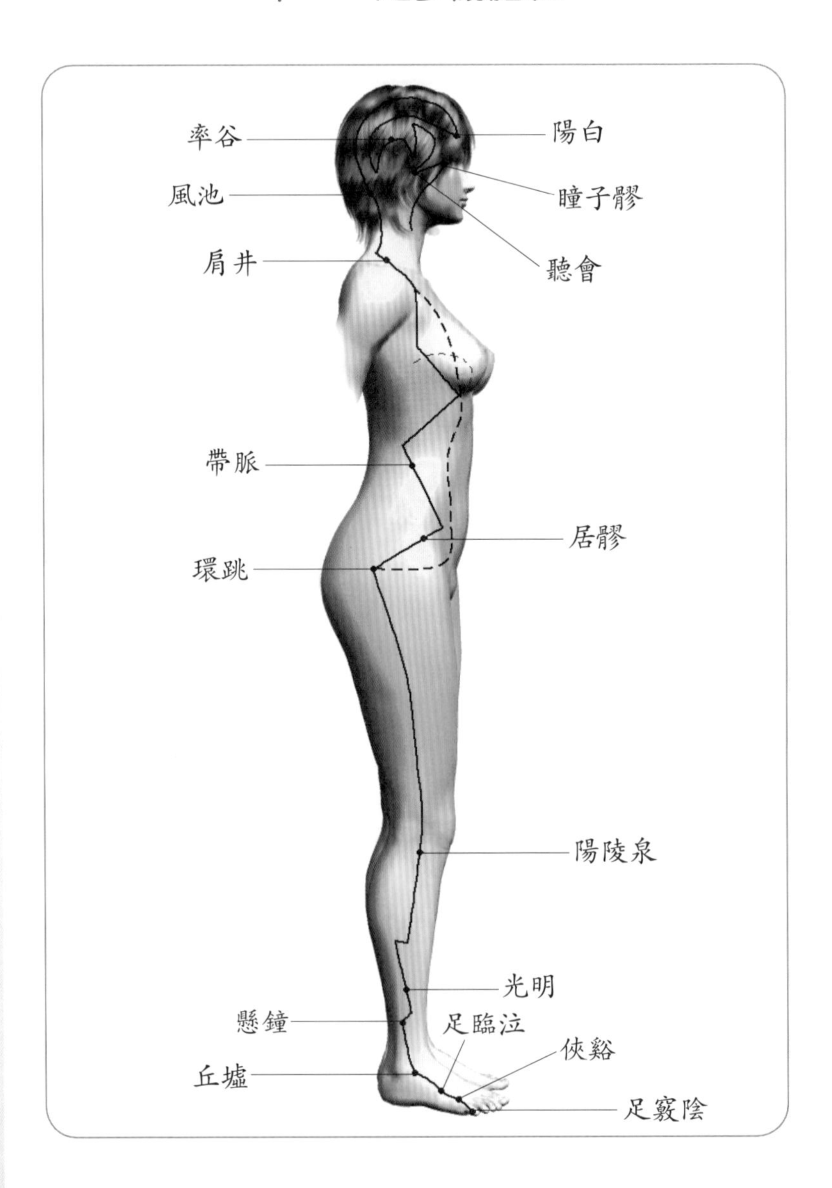

刺激到該經絡的瑜伽體位示例：

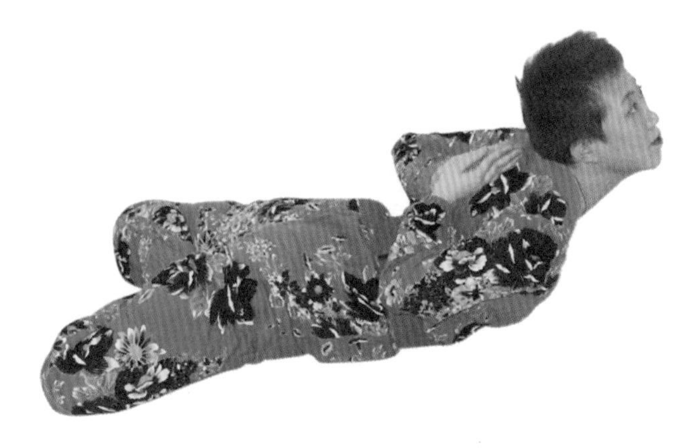

蜘　蛛　式

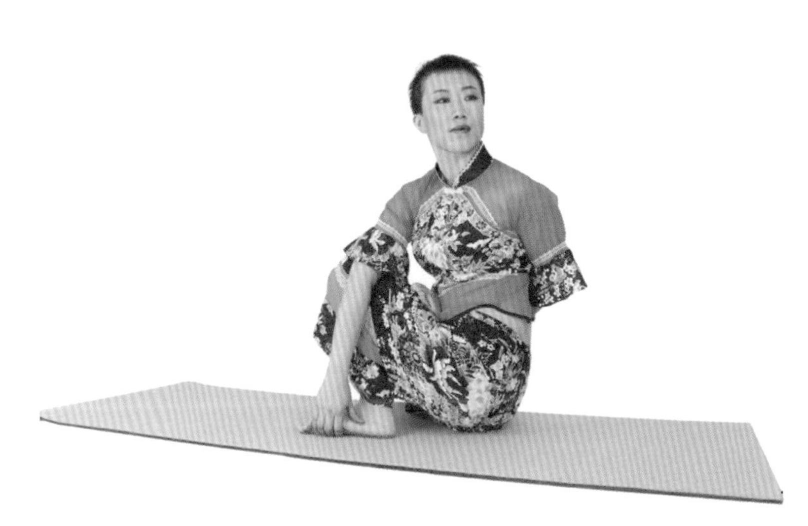

魚　王　式

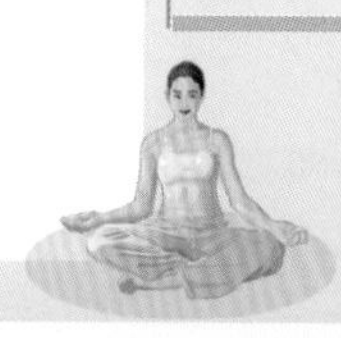

十二、足厥陰肝經

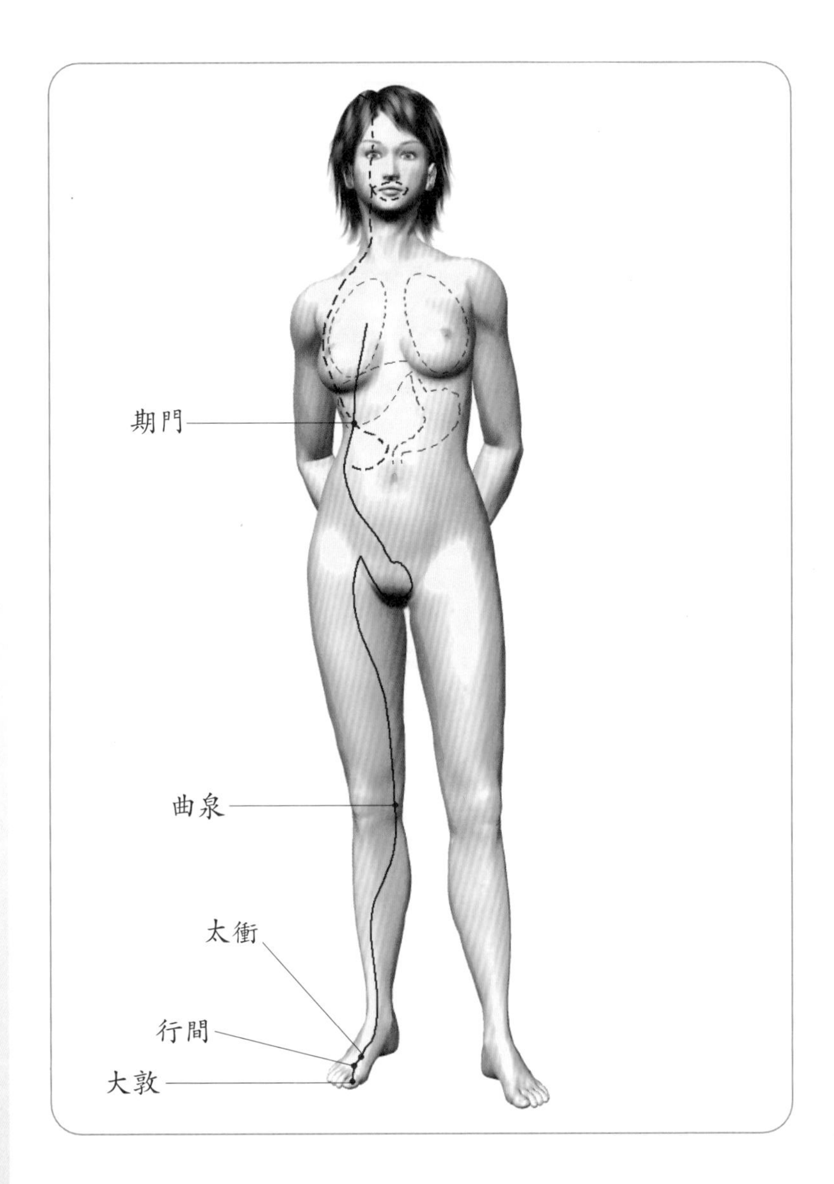

刺激到該經絡的瑜伽體位示例：

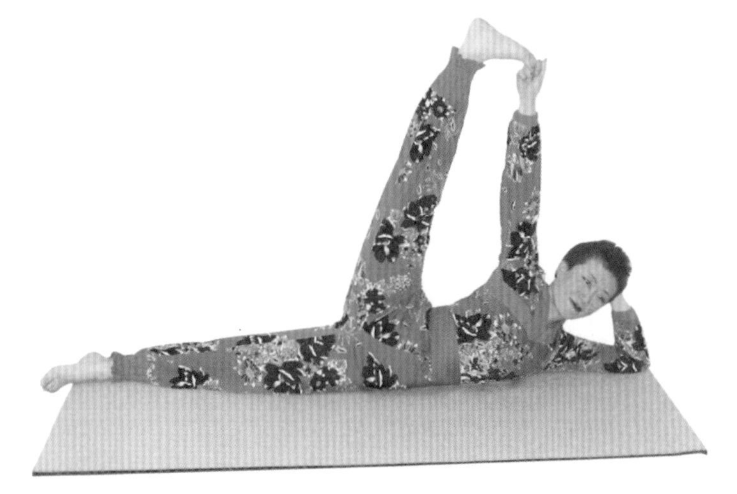

韋史努式

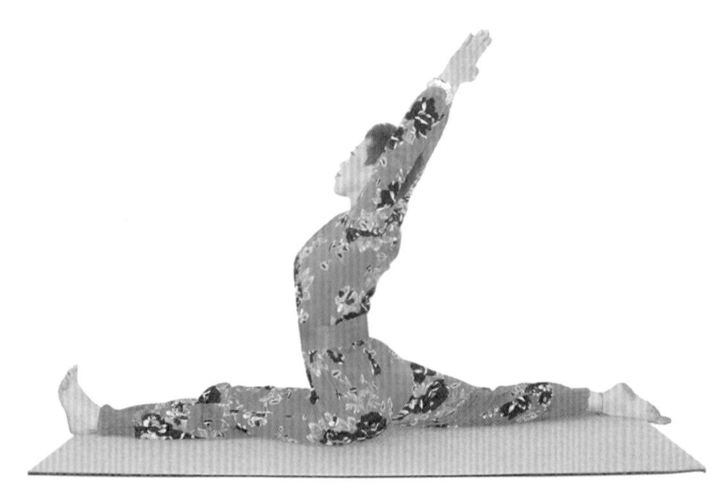

神 猴 式

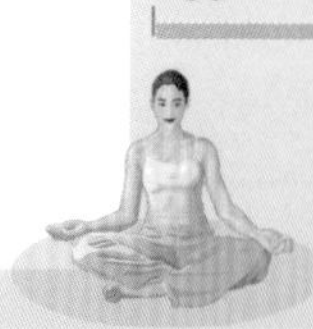

十三、督　脈

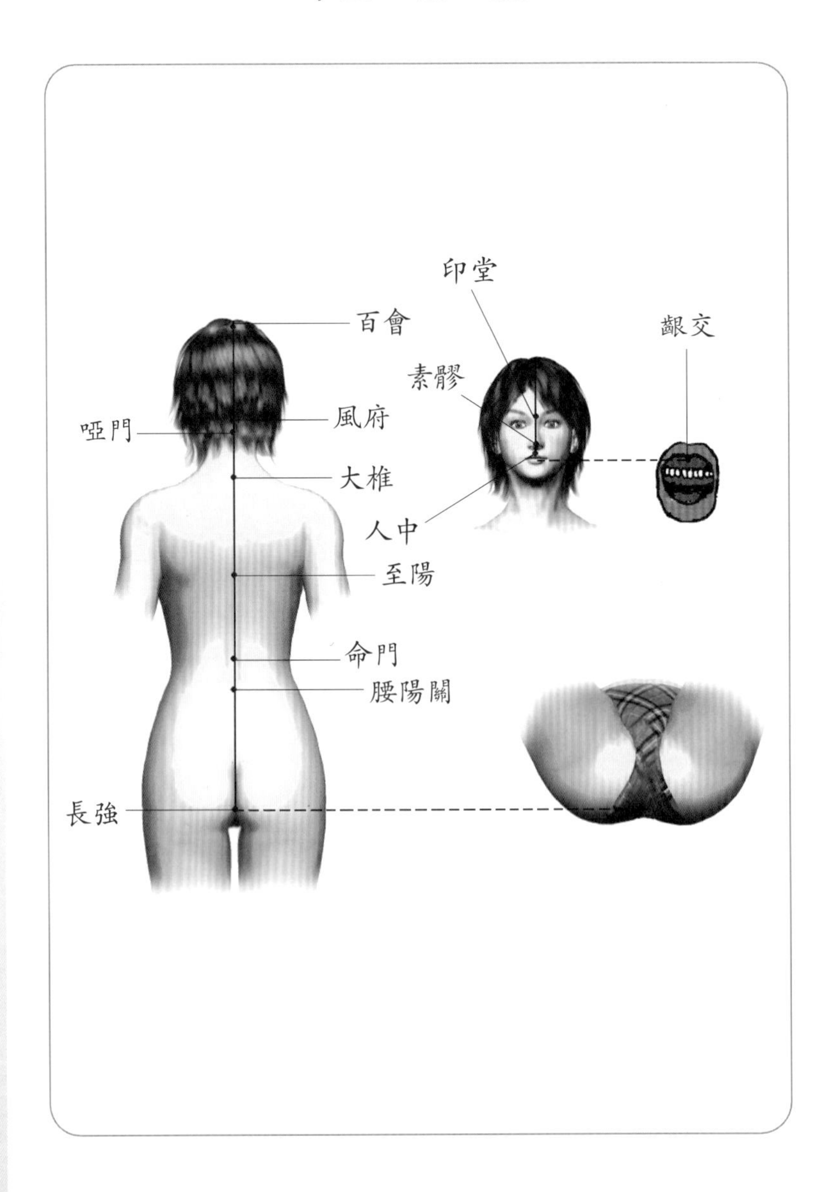

刺激到該經絡的瑜伽體位示例：

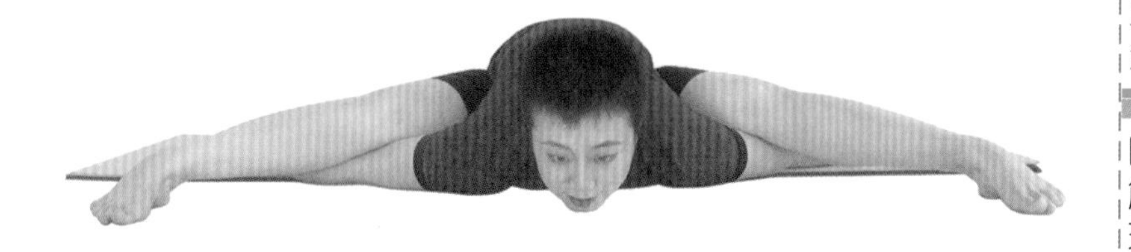

龜　式

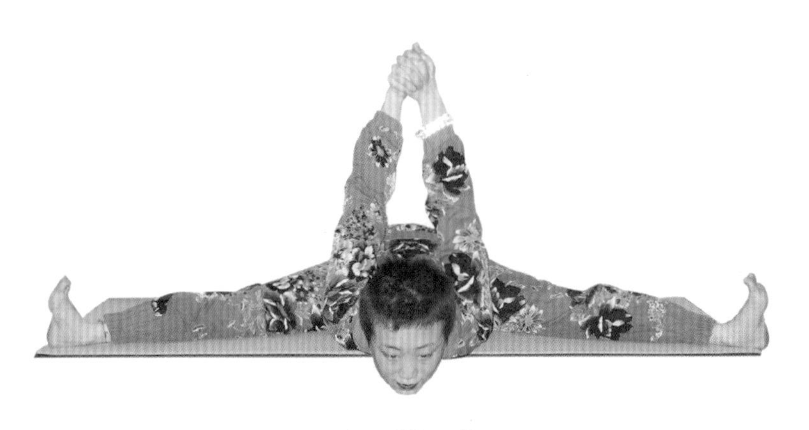

水　鶴　式

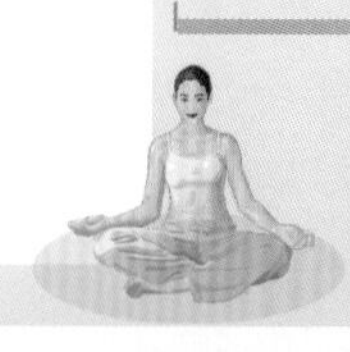

十四、任　脈

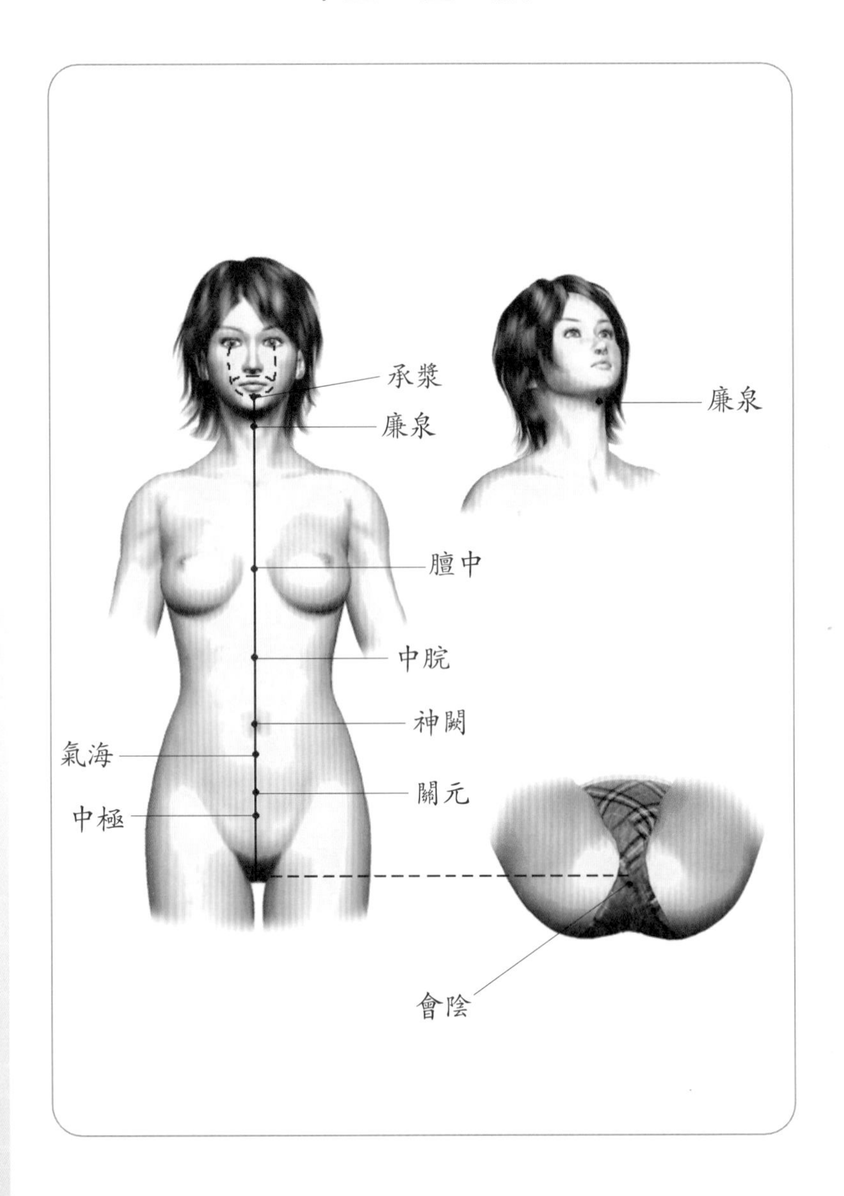
承漿
廉泉
廉泉
膻中
中脘
神闕
氣海
關元
中極
會陰

刺激到該經絡的瑜伽體位示例：

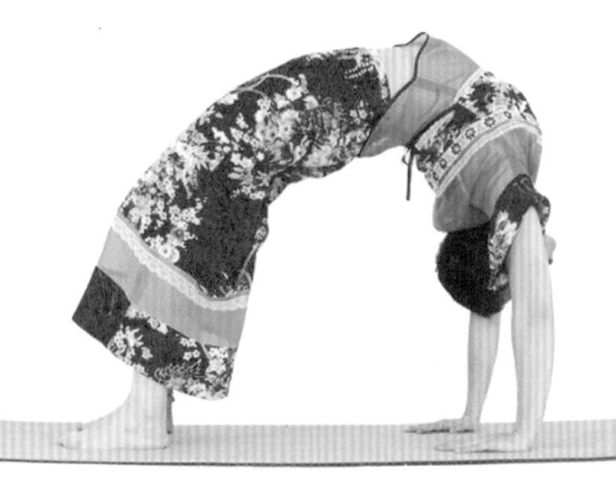

輪 式

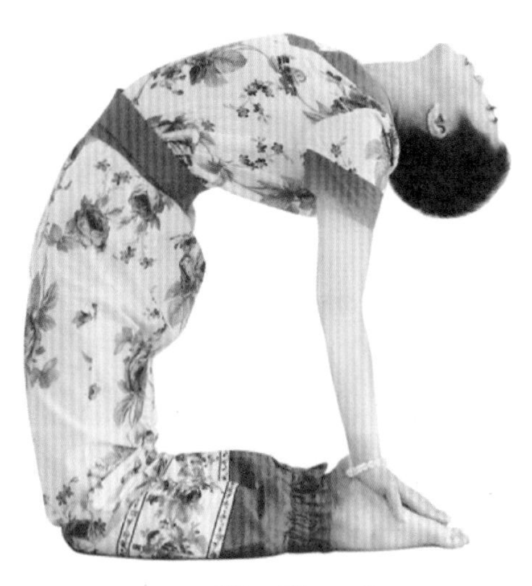

駱 駝 式

十五、沖　脈

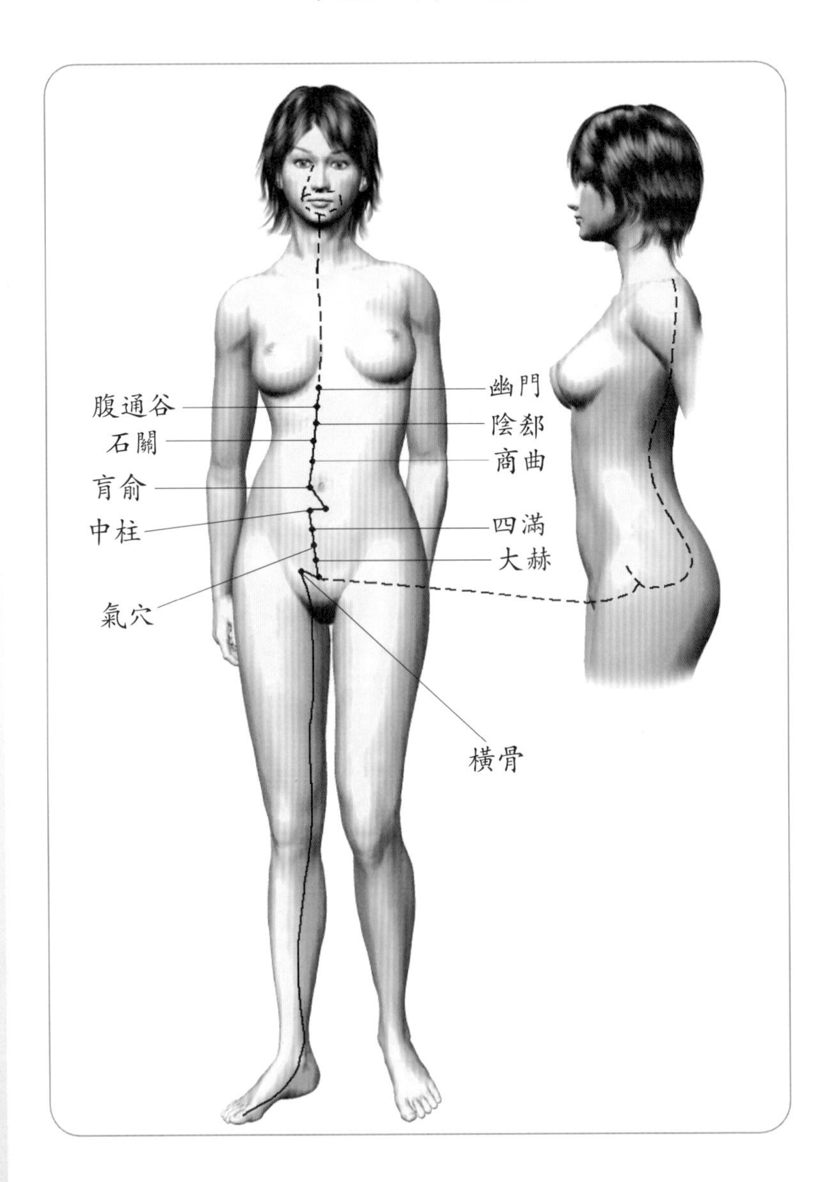

刺激到該經絡的瑜伽體位示例：

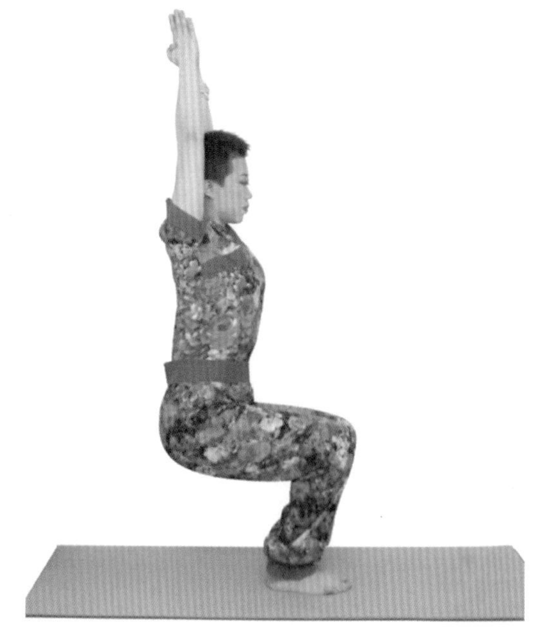

幻　椅　式

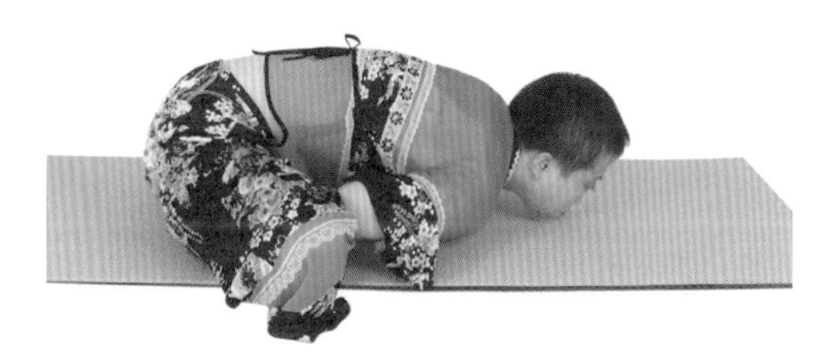

束　角　式

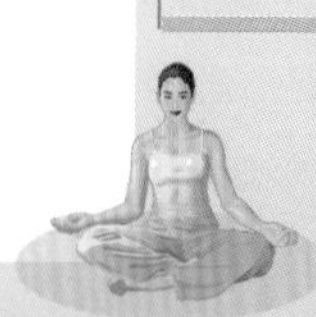

十六、帶　脈

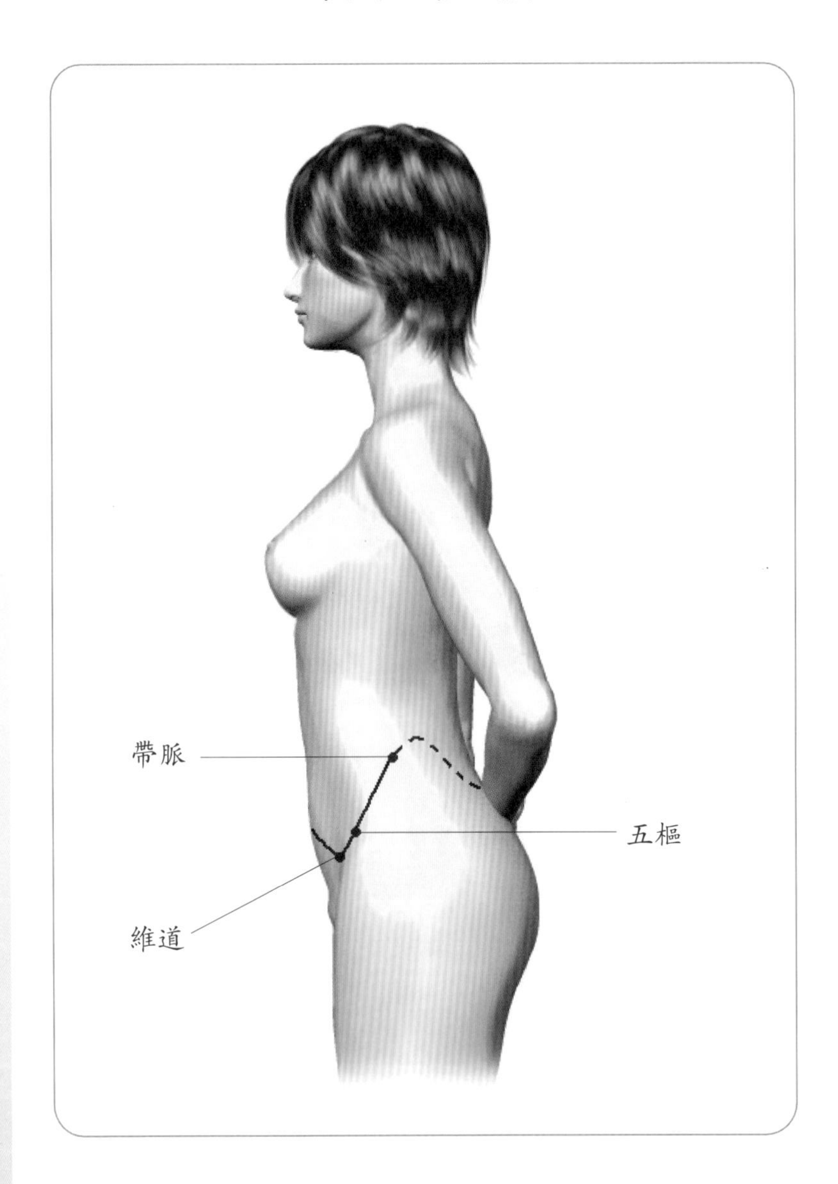

刺激到該經絡的瑜伽體位示例：

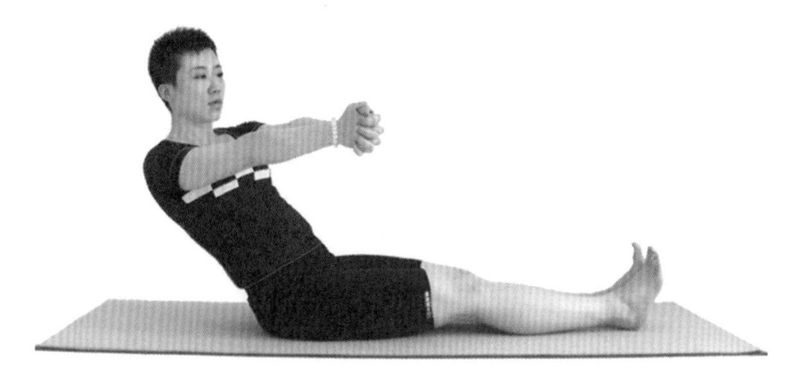

磨 豆 功

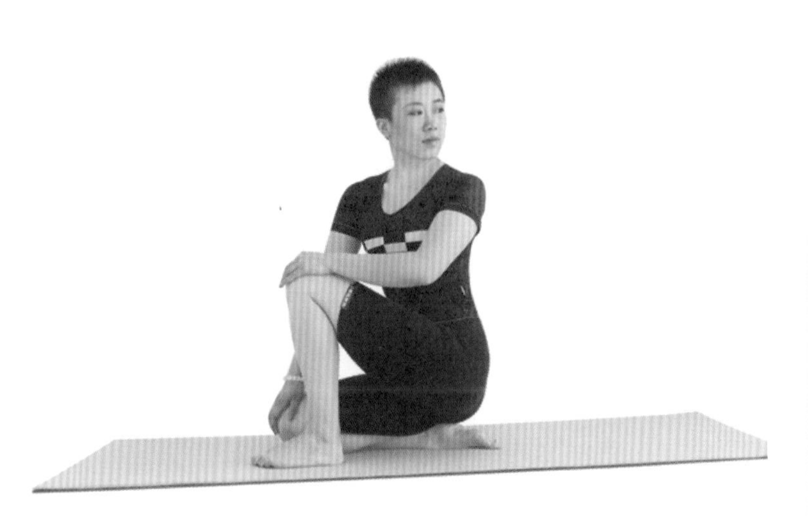

腹部按摩

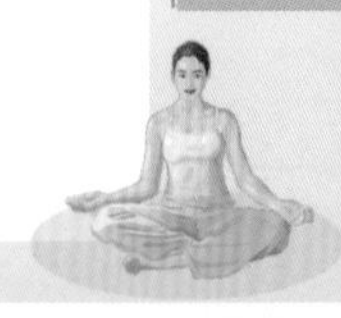

十七、陰維脈

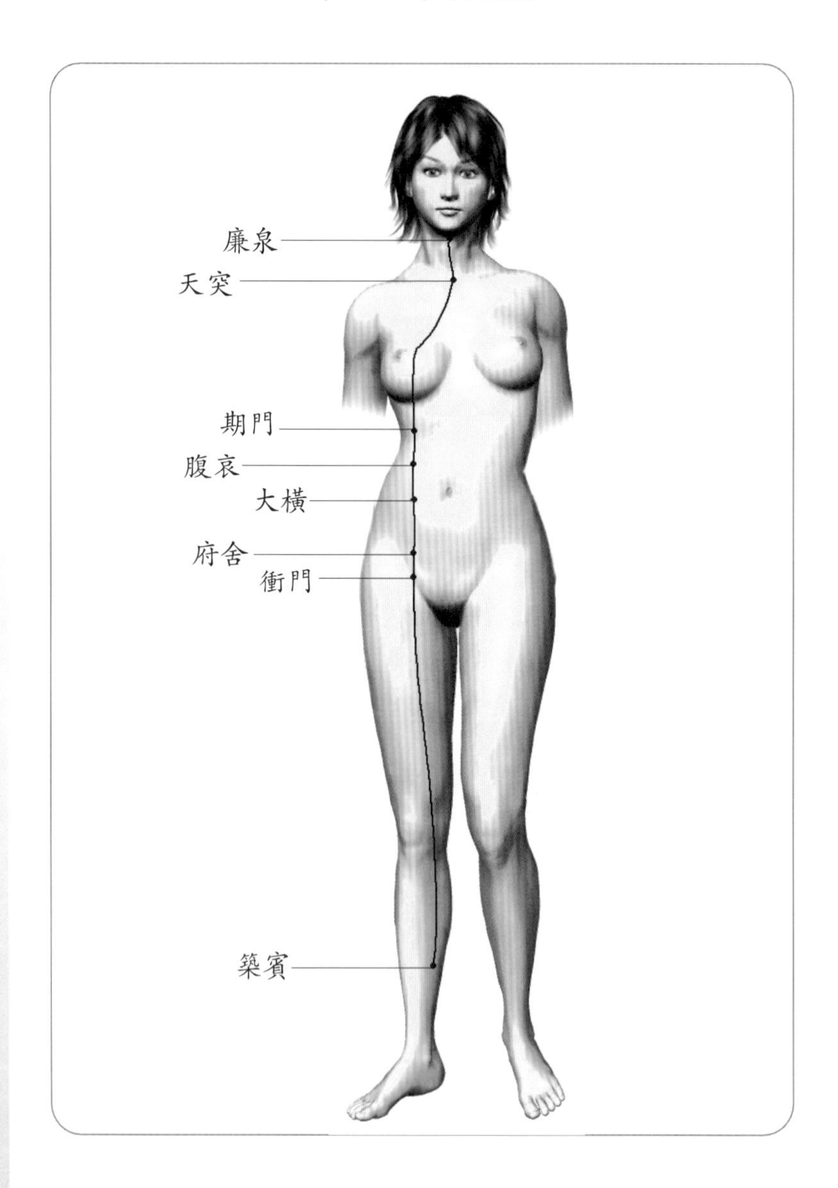

刺激到該經絡的瑜伽體位示例：

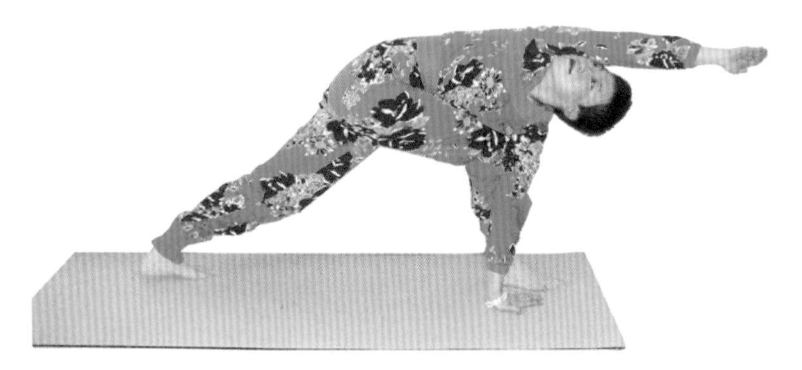

側角轉動

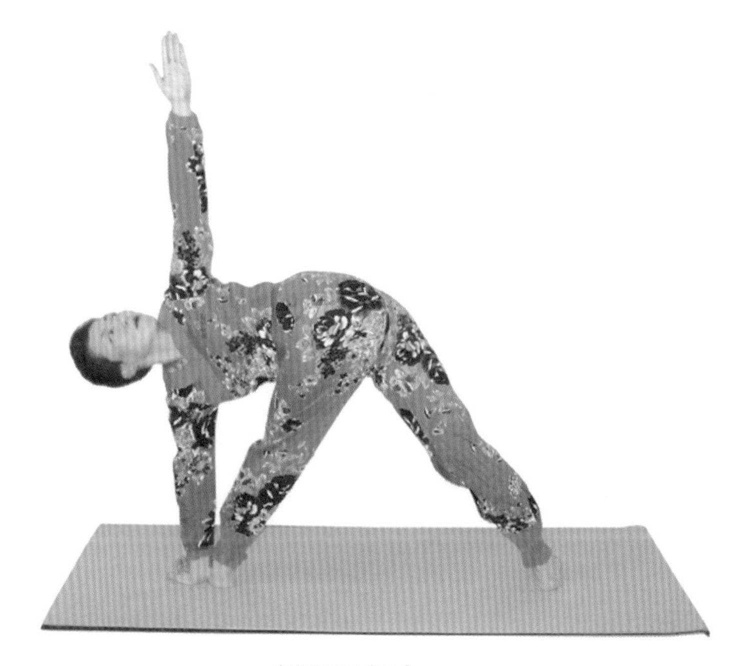

彎腰三角功

十八、陽維脈

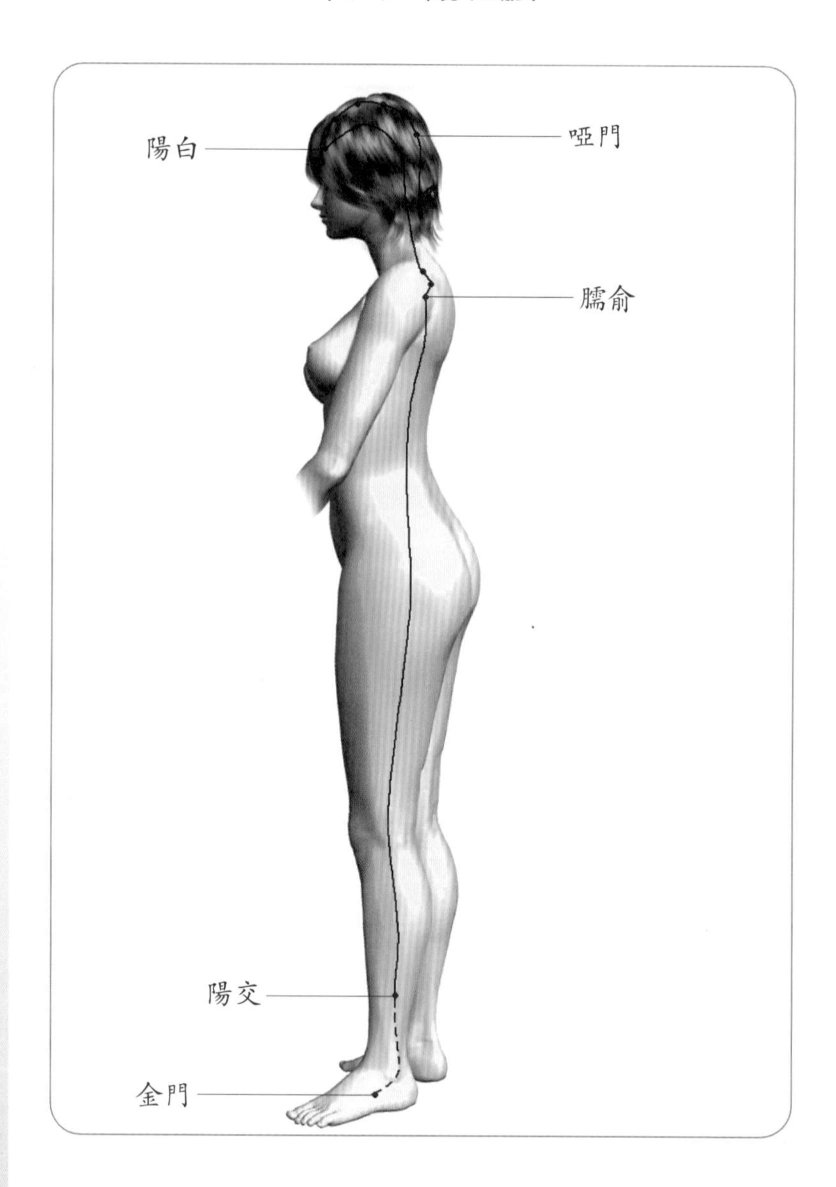

刺激到該經絡的瑜伽體位示例：

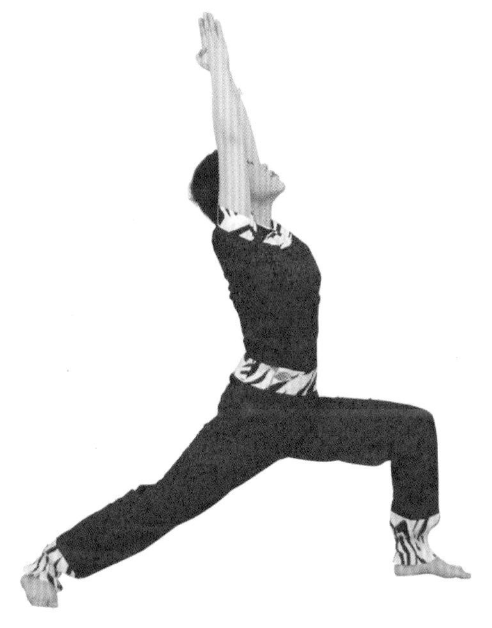

戰士一式

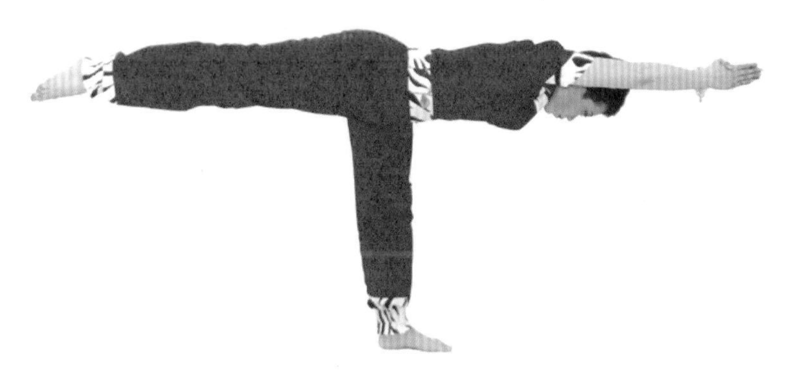

戰士三式

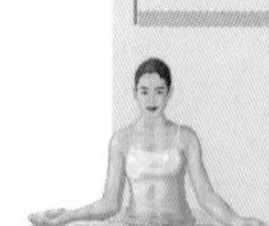

十九、陰蹻脈

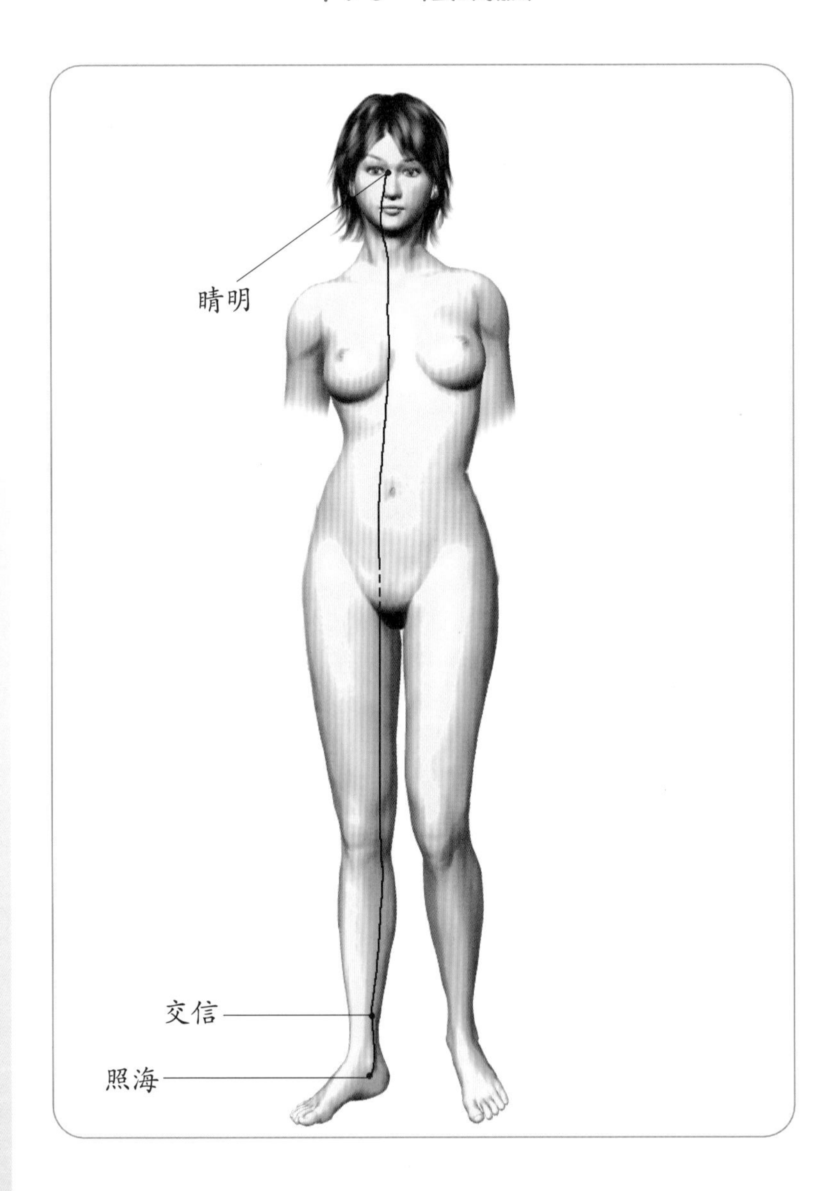

刺激到該經絡的瑜伽體位示例：

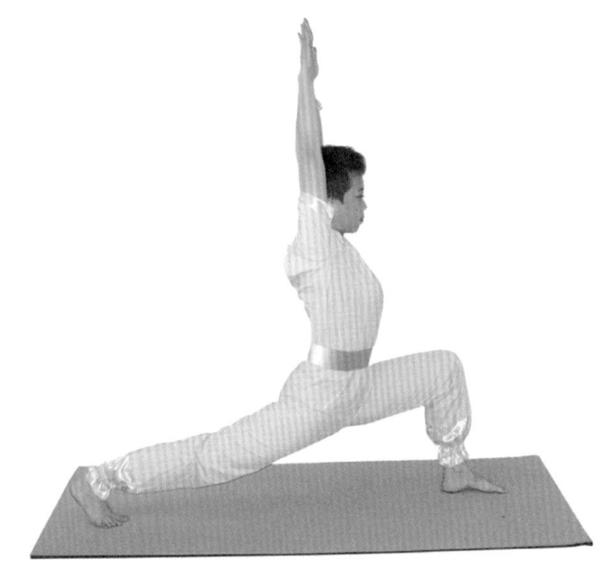

躍 進 式

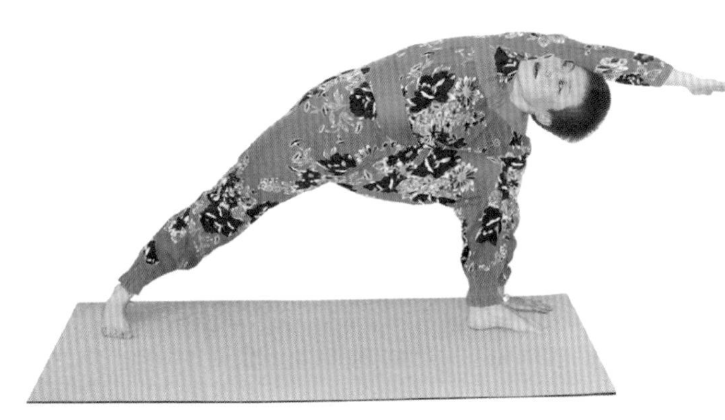

側角伸展

二十、陽蹻脈

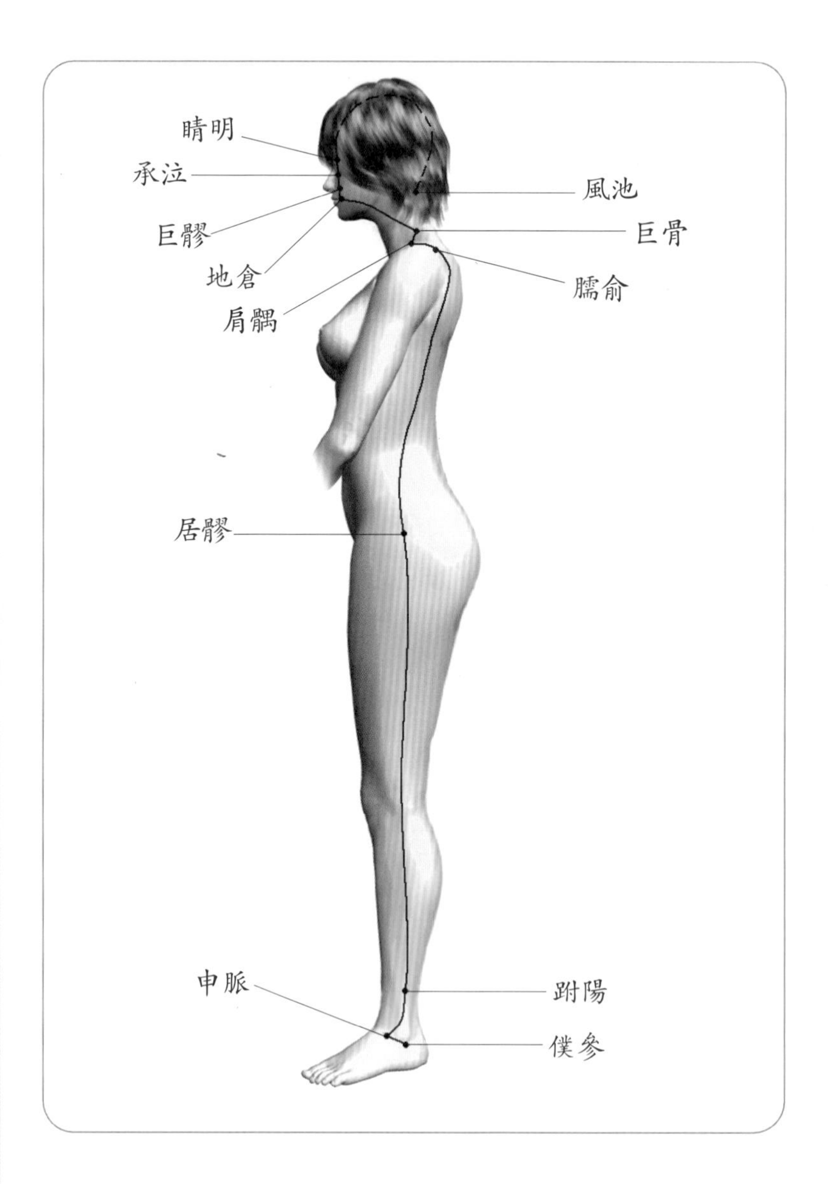
睛明
承泣
巨髎
地倉
肩髃
風池
巨骨
臑俞
居髎
申脈
跗陽
僕參

刺激到該經絡的瑜伽體位示例：

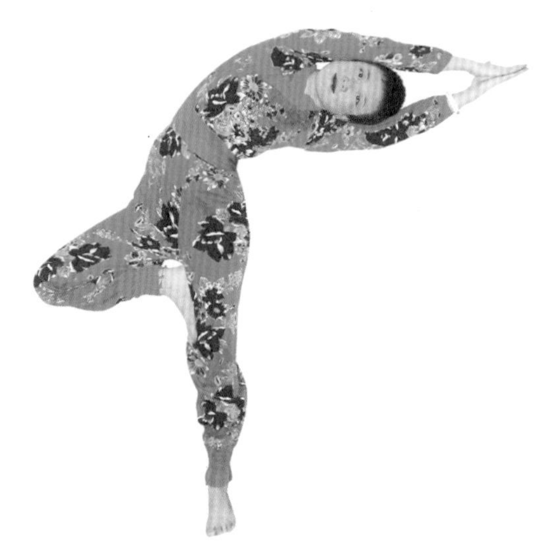

單腿風吹樹

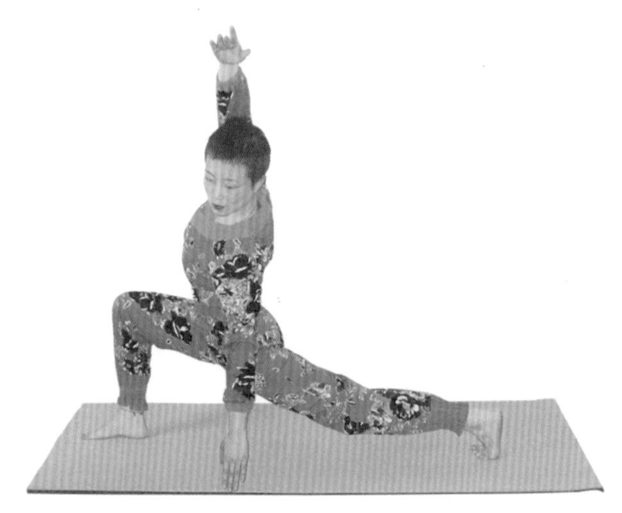

彩　虹　式

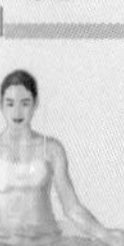

第六章

頻譜33套系列動作的排序及其原理

在下面的動作中，包括呼吸練習共計33組體勢，我們將每個序號下的動作設定為2個，練習時從第一個動作開始，在每個動作間請作1～2個呼吸的停留。如果無法完成同一序號下的第二個動作，那重複第一個動作就可以了。

注意在練習中如無特別說明，應自始至終舌抵後腭、收肛收陰。每個動作的定型姿勢保持4～6秒。

在下面的動作排序說明中，我們給出了不同單元的說明，大家在授課之初也可以根據每個學員身體的適應狀況在每個獨立單元完成時，以第5單元結束課程，而不是將所有單元做完。

如果要取得練習的最佳效果，我們仍然建議將所有單元按順序做完。如果您採取在不同單元結束時完成課程，而時間又不允許進行第5單元的全部練習，就請先引領學員以仰臥放鬆姿勢作5～10分鐘的瑜伽休息術，然後以清涼調息功結束課程。

第1單元

1. 呼吸

不管您採取何種運動單元組合練習，都請以呼吸開始。

每序號下練習3～6組，視練習者狀態決定。

（1）增強精力呼吸功

簡單的增強精力呼吸功可以以任何狀態的呼吸模式開始練習，還可作為初級自覺功的入門訓練。將其排在課程之前，一方面可先以增強精力呼吸功使練習者的呼吸更趨於平穩並有節奏，另一方面可以使練習者煩躁的心情得以穩定。

（2）精神的呼吸

這個呼吸模式為擴張胸部和橫膈膜的橫向胸式呼吸，而不是腹式呼吸，呼吸均發生於兩個鼻孔。精神的呼吸除了有清除咽喉部位的黏液、改善新陳代謝等優點外，我們把這個呼吸放在正式練習的第一位置，是因為這個呼吸技巧對身體產熱有很大促進作用。

2. 弦月式、風吹樹式

（1）弦月式：向左、向右各一次為一組，重複3組。

（2）風吹樹式：向左、向右各一次為一組，重複3組。

這是一組雙臂帶動身體向上伸展的姿勢，這樣的體式在很多養生功中被放置在開始階段練習，如著名的八段錦第一組動作就與其類似，八段錦功法口訣為「雙手托天理三焦」。焦與火有關，人體上焦火為心肺之陽，中焦火為脾陽，下焦火為腎陽，此為三焦。中醫經典中將三焦稱作決瀆之官，觀其意便知理三焦有利經絡順暢。作為本組動作的第一個體位，從瑜伽角度而言，刺激了主理消化之火的臍輪，使之旺盛，同時有利左右經的能量均衡。我們以這組姿勢開始，調動身體少陽相火，喚醒生命元氣的中心，同時為全身脈絡熱身。上舉的雙臂帶動全身的伸展，加上冠狀面體側屈的動作使身體開始進入熱身狀態。

3. 半月式

（1）三角伸展：向左、向右各一次為一組，做一遍。

（2）半月式：向左、向右各一次為一組，做一遍。

該組動作在強化第 2 組姿勢功效的基礎上有利於後面練習所形成的能量通路的均衡平穩。半月式的體式可使雙腿內側肌群得以伸展，從而達到暖身的目的。

4. 幻椅式

（1）怪異式：重複 3 次。

（2）幻椅式：重複 3 次。

在下蹲動作中，全身的肌肉都參與運動，全身經絡也隨肌肉的運動而運動，本動作對於全身的臟腑、經脈有很好的滋養作用。幻椅式暖身、燃脂、塑身的功效是眾所周知的，這是瑜伽導師將該體式推上世界各地塑體姿勢排行榜的主要原因。在時下流行的「312 經絡健身」理念中，這種體式也備受推崇。武術中的馬步、動態氣功中安心調養腎陽的功法都與其如出一轍。值得一提的是在本體式中，根鎖收束有助於生命之火向上運行。

5. 鷹王式

（1）鷹王式：雙臂、雙腿扭擰為一組。可保持支撐腿直立。

（2）鷹王式：雙臂、雙腿扭擰為一組。支撐腿下蹲。

從瑜伽理論來看，在這個體式中，幻椅式所啟動的能量由脊根輪持續向心輪流動，並使大量能量匯於心輪。纏繞的臂與腿按中醫經絡學來看循手、足厥陰經，手少陰經，動作定式同時刺激到足少陰經。足厥陰為肝、手厥陰為心包、手少陰為心、足少陰為腎。手、足厥陰的作用互為關聯，護衛人體君主之官——心（在所有的傳統養生學中，心與現代醫學的心臟略有不同）。

五行中，心亦屬火，動作至此已由調動少陽相火轉為心之君火。醫書有云，君火以明，心腎相交。在這組練習中我們開始嘗試和諧調動身心能量。

6. 站姿背腿伸展組合

（1）站姿扭背接站姿背腿伸展：向左、向右各一次為一組，可屈膝練習。

（2）站姿扭背接站姿背腿伸展：向左、向右各一次為一組，伸直雙膝練習。

在這組動作裏我們先使左右經及中經溫暖起來，再將積蓄在心輪的能量溫和地向上提升。從中醫經絡看來，本

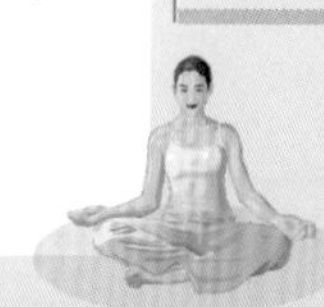

組姿勢循足太陽經，有利化生陽氣，並有利於總督人體至陽的督脈。與此同時我們的身體在矢狀面和水平面上得到鍛鍊，背、腿後側和身體兩側肌群得到溫暖。

7. 站姿弓式

（1）舞姿：向左、向右各一次為一組。

（2）站姿弓式：向左、向右各一次為一組。

第6組練習強度不足以使彙集在心輪的能量有效地向上提升，為照顧練習者的身體感受，在這組練習中我們繼續溫和地引領能量自心輪向頂輪前進。腿前側肌群得到伸展，身體前側也得到滋養。

8. 戰士三式

（1）鶴式：向左、向右各一次為一組。

（2）戰士三式：向左、向右各一次為一組。

在本組姿勢中能量流向仍然是由下三輪彙聚向心輪，並由此持續向上前進。從中醫理論來講，弓步可使足少陽和足太陽經絡暢通，同時牽引二蹻、二維的脈氣。這組練習的結果是在維繫陰陽平衡、身體矯健的前提下，君相火互濟，更好地為諸陽之首服務（我們瑜伽中的頂輪區域在中醫和道家文化中常被稱為諸陽之首）。中醫認為陽為腦髓功能，腦髓陰陽兩精之氣動靜相召，調控陰陽之氣，使人體器官產生生理功能，這同瑜伽中的三脈理論極相似。

9. 雙角式

（1）金字塔式：一遍。

（2）雙角式：一遍。

動作至此我們完成了從脊根輪逐步提升能量到頂輪的第 1 單元練習。在體位的引領下，我們將生命之火導引至諸陽之首的頂輪。

值得注意的是，在本組動作收功時一定要先抬頭，再挺胸，伸展腰背。感覺椎骨是一節節地抬起回到直立姿勢的。換句話說，要以念力配合動作，感覺能量從頂輪流至眉心輪、至喉輪、至心輪、至臍輪、至力源輪，再流至脊根輪，在完成動作定式時請不要加入喉輪收放。

在這 9 組動作組成的單元中，大家可能注意到了：我們沒有著重刺激過喉輪，而是將能量彙集在心輪，慢慢向上導引，用了 3 組體式、6 個動作溫和地向上推動能量。並且，我們沒有採取完全伸展身體前側的任何體位。這是因爲體前任脈總督人體至陰，而喉輪也是身體能量轉化運行的樞紐，刺激喉輪，尤其是喉輪的封鎖伸展組合動作會使全身清涼，這同熱瑜伽所追求的作用功能不符，所以我們在第 1 單元中刻意回避了這些。但人體是陰陽平衡的小宇宙，在下面的練習中，我們會看到適當的喉輪練習。

第 2 單元

10. 側角轉動式

（1）側角伸展：向左、向右各一次為一組。

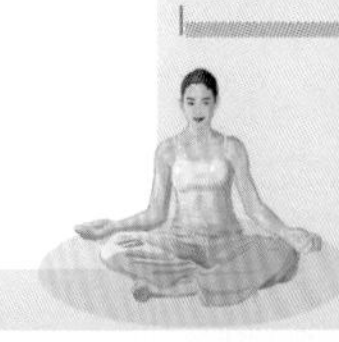

（2）側角轉動：向左、向右各一次為一組。

這組姿勢有利於激發下三輪能量沿左右經上行。動作定式中與地面平行的身體可以讓我們感受到動作的主刺激脈輪沒有從頂輪直接回到下三輪，而是絲毫沒有忽視心輪的作用。

11. 加強側伸展

（1）側伸展：向左、向右各一次為一組。

（2）加強側伸展：向左、向右各一次為一組。

這組體式延續上一組能量通路，將能量導至心輪再向上三輪提升。

12. 站姿半蓮花單腿背部伸展式

（1）半蓮樹式：向左、向右各一次為一組。

（2）站姿半蓮花單腿背部伸展式：向左、向右各一次加舉臂增延脊柱伸展為一組。

在本組體式中，三脈能量再次流至頂輪，同時也更好地疏通體內脈絡。至此，我們完成了練習的第 2 單元。

在第 1 單元中我們需要漸漸地使身體適應動作和能量的流動，所以我們用 9 組動作來達成。在第 2 單元中因爲身體已經有所準備，所以僅用 3 組體式就可以了。我們也可以這樣來理解第 1、第 2 單元的關係，第 2 單元動作強化了第 1 單元動作的效果。

第 3 單元

13. 單腿腳尖站立式

（1）半蓮花單腿腳尖站立式：向左、向右各一次為一組。

（2）控腿式：向左、向右各一次為一組。

在這組體式中我們將主要刺激脈輪降至心輪與中脈下三輪，將這組姿勢理解為一個過渡，一個運動單元間的過渡，由這組體位我們有秩序地將意識導向下三輪，為新的運動單元做好準備。

14. 束角式

（1）蝴蝶式：一遍。

（2）束角式：一遍。

15. 坐角式

（1）簡易水鶴式：一遍。

（2）坐角式：一遍。

16. 風吹式

（1）炮彈式：一遍。

（2）風吹式：一遍。

上面 14、15、16 這三組體式都是圍繞中脈下三輪進行的，我們不妨將其當作一次下三輪能量的「盤整」。因為

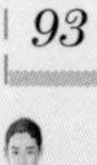

在下面的練習中，我們將快速、反覆地使我們可以調動的並已經適應能量流動通路的生命力量在脈輪中穿行。

17. 仰臥放鬆功

在本體位上停留 2～3 次深呼吸。

18. 動態雙腿背部伸展

這個體式完成一遍。

在這個動態的姿勢引導下三輪能量向上流動，為後面體位中向上的能量引明路線。更徹底地呼出濁氣，有助於體內環境的改善，同時可促進新陳代謝。雙腿背部伸展式歷來在瑜伽體位中被稱為完美的瑜伽姿勢，動態的練習更有助於體內能量循經而動。

19. 眼鏡蛇式

動作完成一遍。

單就動作的生理功能而言可按摩腹內臟器，刺激腎上腺素分泌，增強活力。下三輪受壓更有助於生命之火向上流通。

20. 蝗蟲式

動作完成一遍。

前文談到，眼鏡蛇式抬上身，上三輪高於下三輪，下三輪在下受壓，我們是利用觀想的方法想像氣從下三輪由脊骨而上。蝗蟲式的受壓點則是心輪，這時下三輪高於上三輪，我們利用肌肉收緊與地心吸力，使氣血借助勢能流向心輪，感受血氣流動帶來的溫暖感覺。

21. 上狗式

動作完成後停留 4 秒接下面動作。

22. 下狗式

接第 21 組上狗式動作。兩個動作為一組完成一遍。注意下狗式定型時不需收頷。

這組動作再次強化能量刺激下三輪後借勢直達頂輪，能量上行強度較前兩個單元都要大些。至此，第 3 組運動單元完成。

第 4 單元

23. 半龜式

過渡動作。動作完成一遍，停留兩次深呼吸。

24. 蛇擊式

動作完成一遍。本體式滋養脈絡，承上啟下，引導能量至心輪。本體式定式完成後請接仰臥，完成動態雙腿背部伸展以強化能量通路。

自第 21 組上狗式至第 24 組蛇擊式及之後的動態雙腿背部伸展式請連續完成。

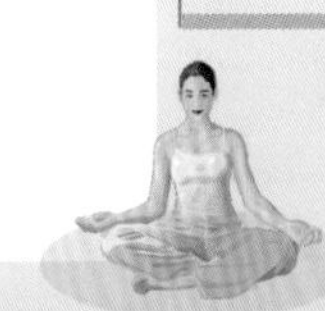

25. 弓式

動作完成一遍。承接上組動作，使能量彙聚心輪。

動作完成後請循序完成上狗式、下狗式、蛇擊式。蛇擊定式完成後，轉仰臥位完成第 26 組動作。

26. 下輪式

動作完成一遍。能量彙集於頂輪。

在第 25 和第 26 這兩組動作中，我們首次完全伸展了身體的前側。體前爲任脈所居，總督人體至陰。如熱瑜伽一味求陽、求熱，有的就只剩下市場性了，就瑜伽體位本身而言，調節氣血、陰陽，使人身心健康才是第一要素。

加之前面我們已經有很多的前屈體式，爲避免身體前後兩側肌肉發展不平衡，我們也要適度加入體前側的伸展。這兩組動作可求得任脈通達，內臟強壯。

27. 倒箭式

動作完成一遍。能量至喉輪。

這是我們這套體位中唯一收縮喉輪的動作，而且不是強收縮，不必將下巴收向胸骨。在倒置喉輪封鎖的情況下，喉輪會使灼熱的能量流轉為清涼，這和我們的運動目的和環境不符。但筆者始終認為不應一味為了求「熱」而忽視身體本身的陰陽平衡，並且在前面體式中喉輪得到過適度伸展，在這裏我們有必要使其適度收縮。

為了不致引發體內能量的強烈衝擊，我們沒有安排將頸鎖同體位密切結合的肩立，而是採取了溫和的倒箭式。這個體位的設置也是為了緩解頂輪壓力，為下一個體位頭倒立式所準備的預備功。

倒箭式完成後請循序完成動態雙腿背部伸展式、上狗式、下狗式、蛇擊式這 4 個銜接體位，使身心更流暢地進入下一個體位，之後銜接第 28 組動作。請注意本次蛇擊定式完成後回到蛇擊的起始姿勢——半龜式。

28. 頭肘倒立

動作完成一遍。

這是所有瑜伽者都知道的眾姿勢之王，這個體式有此稱號並不在於難度係數有多高，而在於在這個體式下，眾陽之首得到了強刺激，身體臟腑、經絡也全部倒置（這個體位對身心所致的益處我們在此就不贅述了），全套動作也在此式到達頂峰。至此，第 4 運動單元動作完成。

大家可能注意到了，這組運動單元可以說是全部練習的高峰。在本單元中我們不但利用主要體式完成了一次能量向頂輪流動的過程，而且利用過渡體式一遍遍地強化這種能量的流動通路，這使我們的身體、臟腑尤其是經絡、脈輪得到更為有利的保養。

頭肘倒立式完成後請循序完成半龜式、蛇擊式，再回到半龜式，然後開始下一個姿勢。這兩個銜接動作是爲了使身體逐漸適應收功狀態，雖然瑜伽講求將能量向頂輪提升，但這仍是瑜伽八支的綜合練習。很多學員用大量時間研習體位，其中很多人的身心其實並不具備將能量匯聚於頂輪的能力，所以大部分學員若以頭倒立姿勢將能量置於頂輪不顧，有可能出現能量在尚未準備好的體內上沖，而出現頭部脹痛的異常反應。從頭倒立收功後馬上起身的學員也有出現頭暈症狀的可能。

根據中國養生功的傳統，不論什麼功法練習後，將能量收歸丹田，也就是瑜伽所言中脈下三輪區域是最穩妥有效的，我們遵循這一規則以體位和念力將頂輪能量引歸至下三輪（中國養生功常講的丹田有上、中、下三丹田，收功常講下丹田，最普及的說法是臍下，應該是瑜伽中所言的力源輪的位置）。

第5單元

29. 半蓮花單腿背部伸展式

動作向左、向右為一組，做一遍。

本體式有利於能量在脈絡中的均勻流動，同時有利於以念力引導能量回歸下三輪。

動作完成後請接動態雙腿背部伸展式。

30. 全魚王式

動作向左、向右為一組，做一遍。

在這個體式上人體陰陽系統可獲得相對穩定，同時第27組、第30組兩體式可以彌補熱瑜伽太過陽亢的不足，我們也將在體內能量的平穩調和中完成全部體位練習。

31. 清火功（瓦尼薩爾・道悌）

以30次呼吸為一組，以簡式練習完成一組。

按傳統的中醫醫理，人體生理有君相之正火，有物質分解化熱的壯火，有人體正氣抗邪的炎症病灶。從某種意義上說有火則生、無火則死，這火指的是我們常講的生命之火。正常意義上說來，火在一定的範圍內是必需的，超過正常範圍就是邪火。不正常的火又分為虛火和實火，正常人體的陰陽是平衡的。對於實火而言，陰是正常的，但是陽過亢，就顯示為實火。另一種情況陽是正常的，而陰偏少，顯得陽過亢，這樣就顯示為虛火。

中醫認為邪火大部分還是由內而生的，外界原因可以是一種誘因，總的說來還是身體的陰陽失調引起的。在全部動作的結尾部分，我們以哈他六業潔淨功中的瓦尼薩爾・道悌法來清理邪火，為整組練習正本清源。

32. 簡易休息術

持續雷電坐，引導學員感覺全身各部位得到休息，呼吸回復正常。

33. 清涼調息功

很多學員在做完基本熱瑜伽後覺得整個人變得很精神，情緒也會長時間保持亢奮。這是因為在基礎熱瑜伽中從呼吸到體位練習點燃了大量淨化之火。

大量運用陽脈，代謝加快，但對身心也有負面影響。為了避免這種現象的發生，我們以清涼調息功作為全套動作的結束，以確保生命之氣在全身的暢通，並使身體快速安全地回復到日常狀態。

本練習結束後可配合標準休息術練習。

在以上行文中我們不斷以能量在脈輪中的流動來講述著動作排序的原因，很多學員會誤以為這同拙火瑜伽有關，事實上，我們沒有以基本方法去喚醒生命原動力，因此，談不上拙火瑜伽，只是持有保健功能的體操而已。這也算是熱瑜伽同拙火瑜伽（昆達利尼瑜伽）的區別之一吧。

第七章

特效排毒頻譜33式 熱瑜伽體位詳解

在這一章裏我們將詳細說明這套練習中每個組成部分的練習方法。因為在前面章節中我們已經詳細說明了哪些學員不適合本套練習，並且已經詳細說明了這套練習的排序原理和每個體位在頻譜33式熱瑜伽中所發揮的特定作用，所以，我們在下面的體位說明中就不再贅述，而只以普通練習益處說明，並且不再強調動作禁忌和可能引發的副作用。

由於作為成套動作本身的特點，有些體位採取的是本體位變體，或者是對本來同動作一起出現的收束契合不作要求，在這裏提醒教練們注意，不要在普通訓練課程中不加說明地練習下列組合。

如要瞭解更多關於瑜伽體位練習中的事項，請參閱遼寧科學技術出版社出版的瑜伽系列叢書中的《瑜伽初級教程》和《瑜伽中級教程》。

在下列體位說明中我們將反覆提到山立功。作為瑜伽的基礎站姿，我們將其放在詳解前加以說明。

山立功（Tadasana）

顧名思義，山立功就是讓我們像山一樣挺拔安穩地站立。對於練習這個姿勢的學員，我們建議大家可以靠著牆壁練習。

（1）首先，雙臂下垂，將身體九點靠牆，也就是雙腳腳跟、雙腿腿肚、雙臀、雙肩和後腦枕骨這 9 個點要貼在牆面上。

（2）調整姿勢，併攏雙腳的內側緣，也就是大腳趾的內側緣併攏，伸展腳趾，收縮小腿肌，感覺膝蓋向上提，膝蓋周圍的韌帶自然收緊，收緊大腿肌，雙臀自然夾緊。

（3）開始找骨盆中立位，雙手大拇指和食指成 90°，放在肋骨上（圖 1）。保持雙手姿勢向下滑，這個時候，虎口接觸的第一塊硬骨是髂骨（圖 2）。保持食指和大拇

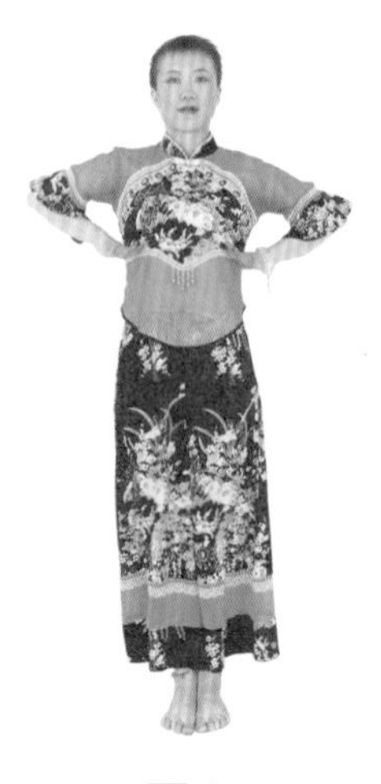

圖 1

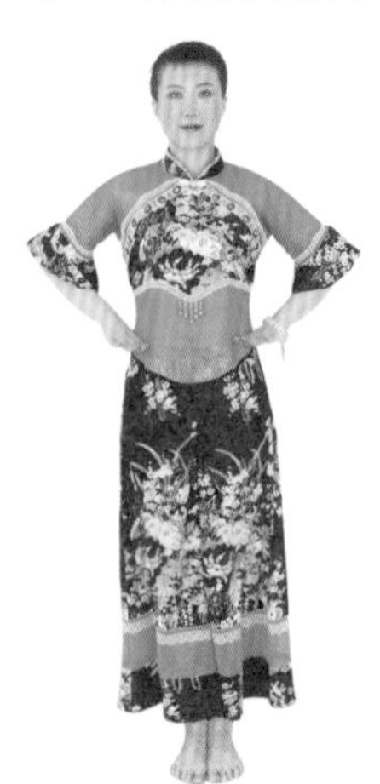

圖 2

指的 90。姿勢，將整個手掌貼在髂骨上。然後，順勢向下滑，這個時候，雙手的掌根是貼著髂骨的，而中指的指尖對著的地方就是恥骨。這個時候，雙手構成了一個三角形。注意，將這個頂尖向下的三角形垂直於地面，現在我們就處於骨盆中立位（圖 3），這個時候，腰距離牆壁應該是 2～3 個並排手指寬，如果腰過度向前，說明骨盆沒有垂直，可將恥骨向前移送，同時打開肩膀。

（4）展開雙肩，將雙肩向後環繞半圈，下壓，雙手指貼放於大腿兩側，自然向下，感覺頸部向上伸展，耳垂離肩膀越遠越好。注意：保持後腦貼在牆壁上，下巴平行於地面，並且稍內收，感覺喉頭和頭頂的百會穴處於一條直線上。這時，全身的重量均勻地分佈在腳掌上，不要有腳尖、腳跟或者腳外側緣的一部分特別用力的感覺。身體可能有搖擺的情況，把注意力放在腳底，平均分佈重量（圖 4a，圖 4b）。

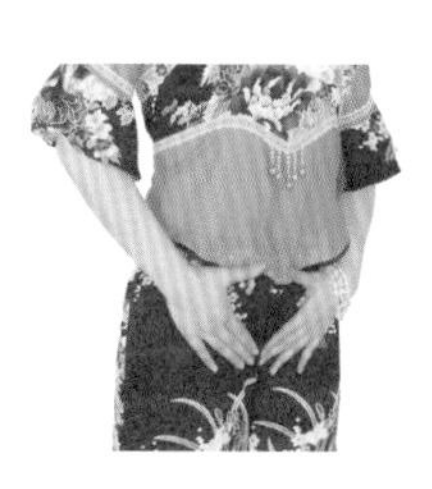

圖 3

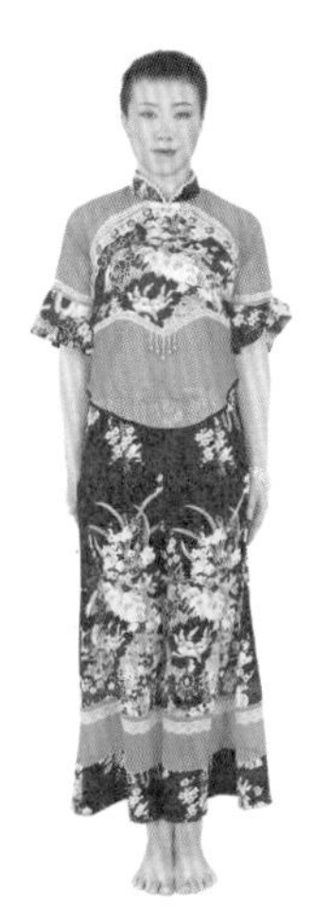

圖 4a

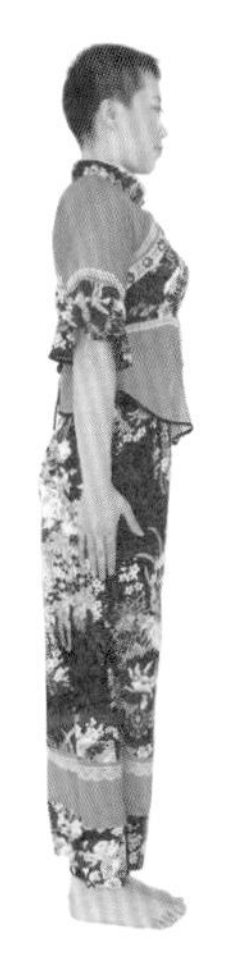

圖 4b

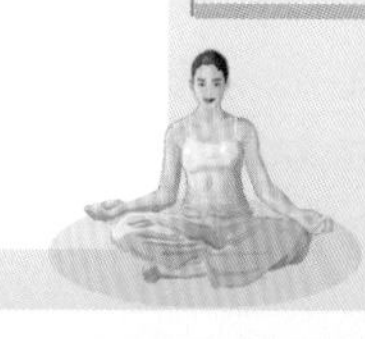

（5）保持這種站姿，胸膛自然打開，腹部自然收緊，感覺尾骨向身體裏塞，夾緊雙腿，腿部的肌肉始終保持著緊張的狀態。全身的重量均勻分佈在雙腳上，感覺自己成為自然界的一部分。對外在聲音不介意，對內在思緒不在意，這個姿勢就是基本的站姿——山立功。在很多瑜伽姿勢中，都會以山立功開始或者結束。

【練習收益】

山立功有非常多的好處，它可以讓我們形成正確的身體姿勢，糾正不良體態，對於頸椎、腰椎有問題的學員，這是一個最簡單而有效的康復訓練。這種站姿使脊柱基本回到正常的曲度，有利於保持平衡，放鬆脊柱，保持神志的清晰，改善血氣流動，達到內心的寧靜。在靜定下感知身心也是大自然的一部分，真實自我具有默然觀照萬物的能力。

1. 呼吸

（1）增強精力呼吸功（Ujjayi Pranayama）

第一部分

① 保持山立功站姿站好，用鼻子吸氣，做完全瑜伽呼吸，同時雙手自體側向上抬起，側平舉時翻轉掌心，於頭上合掌，掌心相對（圖 1）。

② 保持姿勢，稍屏氣。

③ 呼氣時需要張開嘴，收縮喉頭，緩慢而有控制地徹底呼氣。氣體流過收縮的喉頭，會發出「哈」的聲音，呼氣的感覺猶如從心底長歎了一口氣（圖 2a）。同時，將雙手放回體側（圖 2b）。

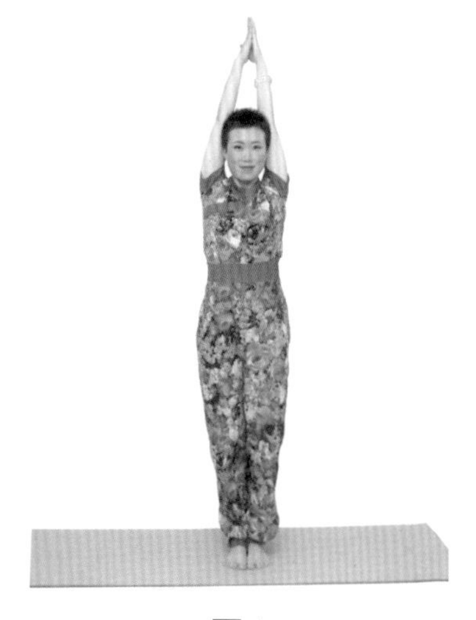

圖 1

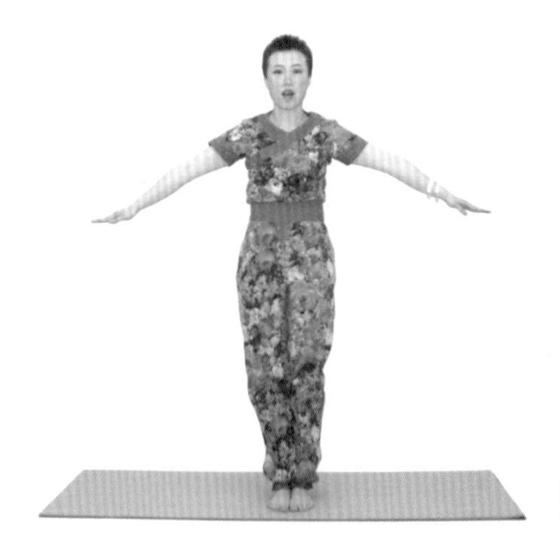

圖 2a

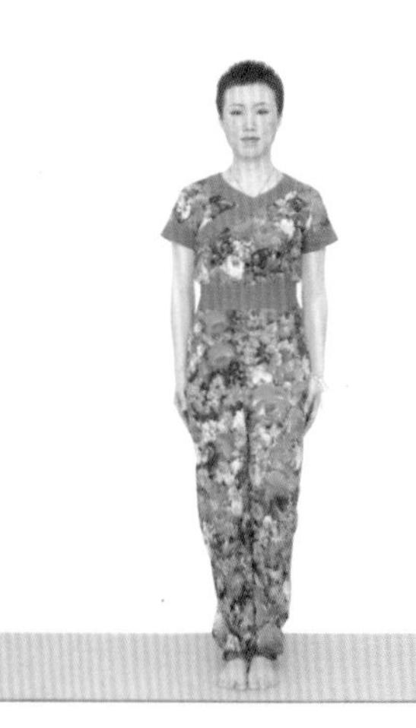

圖 2b

注意事項：吸氣時用鼻子，感覺氣入肺底、肺中、肺上，橫膈膜下沉，小腹脹起，胸腔向兩側擴張。雙臂在頭頂合十後，屏氣，不呼不吸，稍停留。之後，張開嘴，發出長長的「哈——」聲，同時將雙臂放回體側。氣息要和動作很好地配合，氣有多長，動作就有多慢。徹底地呼氣，要感到橫膈膜上提回到原位。

第二部分

① 保持瑜伽山立功的站姿站好，吸氣，雙臂自體側向上抬起，在頭頂上方合十，同時用鼻子做完全瑜伽呼吸。

② 保持姿勢，屏氣。

③ 呼氣，雙手掌心向下，側平舉，徹底地呼氣（圖3）。

④ 在舒適的極限範圍內屏氣。

⑤ 反轉掌心，吸氣，向上抬起雙臂，雙手在頭頂合十。

⑥ 在舒適的極限範圍內屏氣。

⑦ 深長地呼氣，將雙手放歸體側。

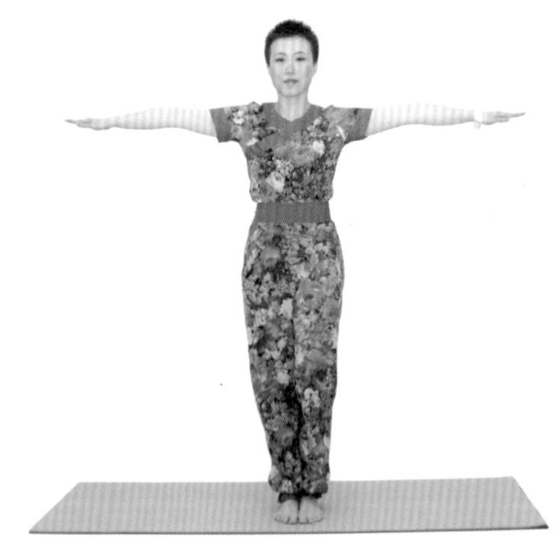

圖 3

注意事項：氣息有多長，動作就有多慢。在第二部分中，始終用鼻子呼吸，也可以在最後一次呼氣時張開嘴巴，發出長長的「哈——」聲。所有的呼氣，都要呼到橫膈膜，直到橫膈膜回彈復位爲止。

【練習收益】

增強精力呼吸功適合任何級別的學員，練習這個呼吸可以不局限於任何呼吸模式。在課程開始時，作為第一個動作來練習，可以使大家進入一種平和的心境。因為這個練習是站姿，並且配合著肢體的動作，所以，對於一些剛剛開始入門練習的學員和不能安靜地坐或者躺在那裏安寧調整呼吸的學員，這個呼吸練習比較適合。增強呼吸功可以用來調整和強壯呼吸系統，可以預防如肺疾患或支氣管哮喘等呼吸系統疾病的惡化。

患有上述疾病的學員如果覺得其他體育運動非常容易疲勞，最好天天做這個練習。作為喉呼吸的入門練習，這對以後學習喉呼吸也是非常有幫助的。

（2）精神的呼吸（Ujjayi Pranayama Ⅱ）

① 閉合嘴巴，收縮喉頭，關閉部分聲門，用雙鼻孔慢慢吸氣，同時收腹，肋骨向兩側擴張。將雙臂自體側向上舉起至頭上方合十。做得正確時，會聽到像「薩」的聲音。

② 仍然閉合嘴巴，收縮喉頭，關閉部分聲門，用雙鼻孔慢慢呼氣，同時收緊腹肌，直至肺中氣體排空，胸廓回落。同時將雙臂自體側放落，回至山立式。做得正確時，會聽到像「哈」的聲音。注意動作與呼吸的配合，呼吸多

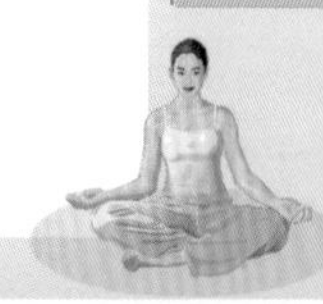

深長，動作就多緩慢。

注意事項：整個面部肌肉都應該放鬆，用胸式呼吸來完成，呼氣時間是吸氣時間的2倍。當加入屏息練習後，呼吸節律爲吸1，屏2，呼2。

【練習收益】

這個練習可加強循環系統和神經系統的功能，穩定血壓，促進內分泌腺體（尤其是甲狀腺）的活動，改善消化和同化作用，防止肺部感染，對失眠和神經緊張患者有益，心臟也在這個練習中得到強化。有一點需要說明的是，精神的呼吸技巧對身體產熱有很大的好處。

2. 弦月式、風吹樹式

（1）弦月式（Ardhachandrasana）

① 保持山立功的站姿。雙手自胸前合十，吸氣，向上，伸展過頭，手指向上，上臂儘量放在耳後，保持身體的挺拔與伸展（圖1）。

② 呼氣時，注意保證兩髂前上棘在同一高度上，骨盆垂直於地面，身體向左側彎曲，眼睛看向右斜上方（圖2）。避免身體側彎時，一隻腳承重，而另一隻腳無法保持平衡的狀況，即不要向一側頂髖。可以將在頭上合十的雙手的大拇指扣在一起，掌心不要分開。整個動作過程中保持手臂的挺拔與伸展。

③ 吸氣時，身體回到向上的伸展體位。再次呼氣，向右側彎曲身體（圖3）。

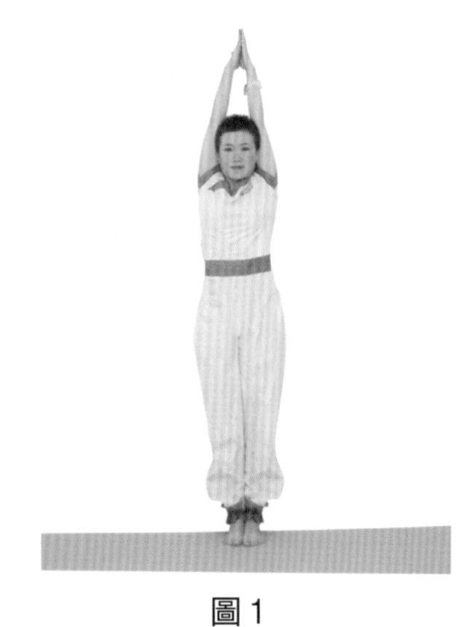

圖 1

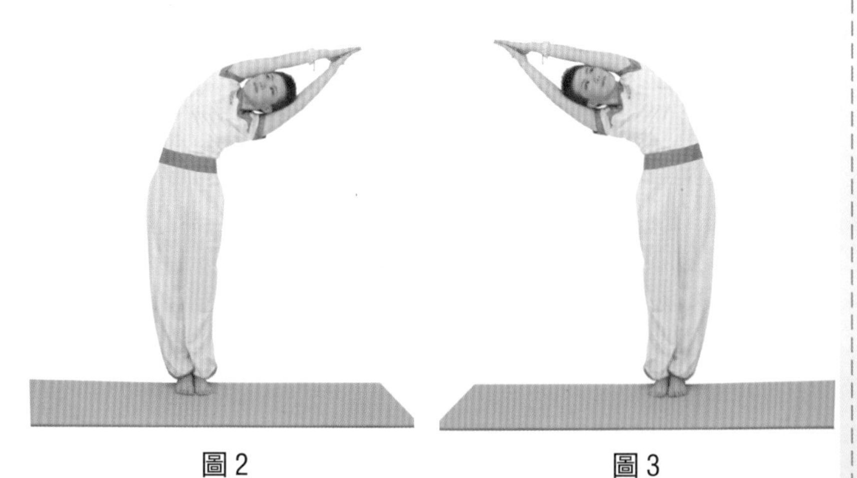

圖 2　　圖 3

【練習收益】

這個姿勢使可提高脊柱的彈性及靈活性，消除手臂及側腰的贅肉，使身材更加挺拔、輕盈和優雅，身體的消化與平衡功能也會有所受益。

（2）風吹樹式（Tiryaka Tadasana）

① 山立功站好，雙手十指交叉，自體前高舉過頭，上臂放於耳後，翻轉掌心向天，踮起腳尖，伸展（圖 1）。

② 呼氣時，向左側彎腰，仍然踮著腳，注意保持髖關節的穩定，從腰部開始，上半身沿冠狀面向左側彎曲（圖 2）。

③ 吸氣時身體回到正中，向上提拔。

④ 再次呼氣時，自腰部向右側彎曲身體（圖 3）。

⑤ 吸氣，向上提拔。

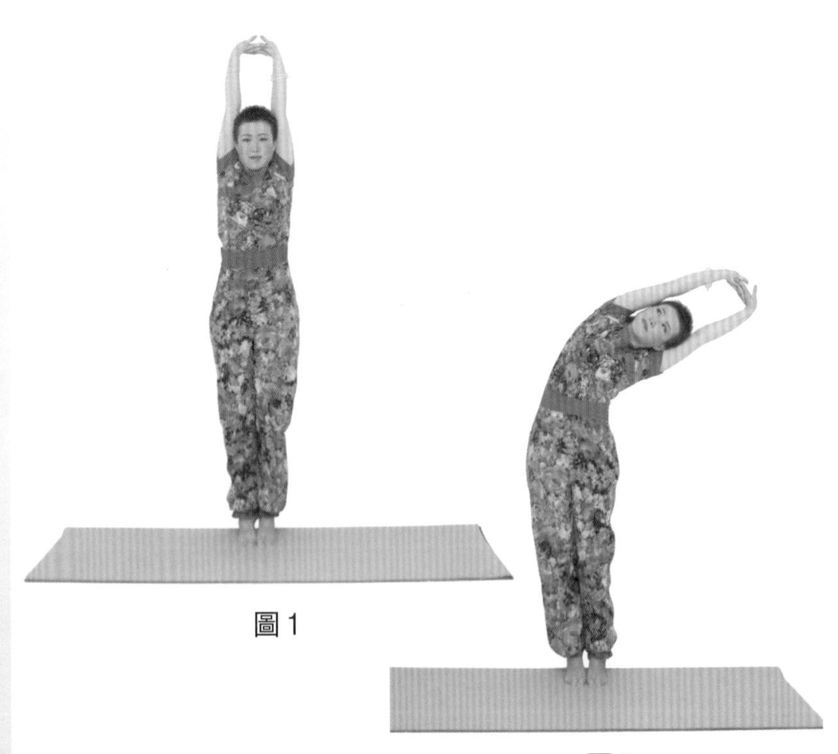

圖 1

圖 2

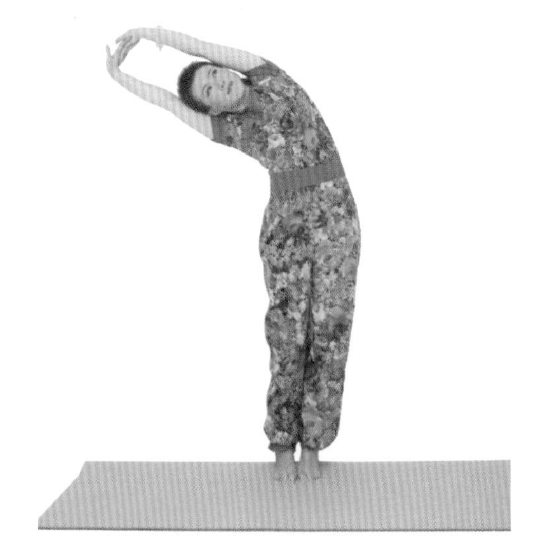

圖3

注意事項：弱化動作可以雙腳微分至兩膝間放一個橫拳的距離。初學者可以在向上提拔身體時踮起腳，身體側屈時全腳掌著地。

如果身體的平衡很不好，可完全以全腳掌著地練習。但是請給自己的身體一個機會，哪怕只能踮著腳站立幾秒鐘也不要放棄，身體就是在這幾秒鐘的練習積累中逐漸好起來的。

【練習收益】

這個姿勢可以增強平衡感，提高集中和注意的能力，改善體態，消除腰圍線上的贅肉，擴張胸部，靈活肩關節，並使下背部、腰部、雙髖和腹內臟器得到伸展和按摩。

3. 半月式

（1）三角式（Trikonasana）

這是一個看似簡單，但想練習正確卻並不容易的冠狀面姿勢。開始時建議大家背靠牆面來練習。

① 保持山立功站立。

② 右足向右跨開一步，約一肩半寬，熟練的瑜伽練習者可保持在的 50 公分的寬度。腳尖稍向外打開，站穩。

③ 雙臂側平舉，與地面平行，掌心向下，這是基本三角站立式（圖 1）。

④ 呼氣時，轉頭看向右手指尖，向右側推髖，上身向左側伸展，保持雙臂平行於地面，感覺右髖向右推。停定後自然放鬆，保持自然呼吸（圖 2）。

⑤ 再次呼氣時，將掌心轉向前，同時向左側彎腰，左手儘量伸向地面，雙膝不要彎曲。右手可以順勢向上伸

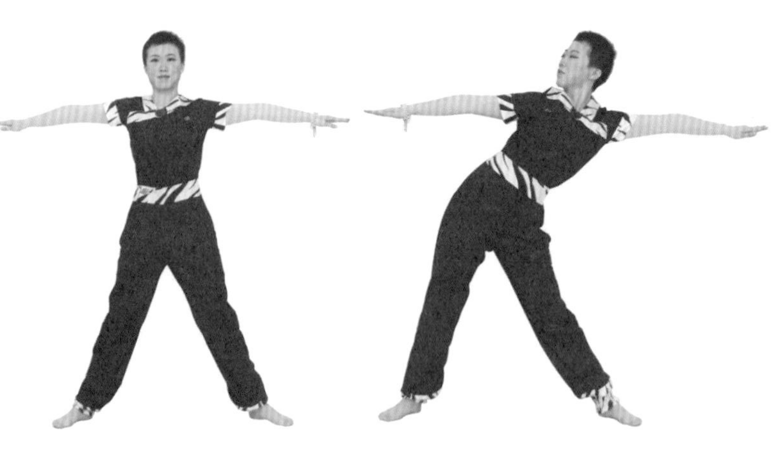

圖 1　　圖 2

展，保持雙臂在一條直線上。感覺身體是向兩方向用力的，右髖向右推，右手向上伸，眼睛始終看向右手指尖（圖3）。為保證身體不向前傾，自右髖處將右肩和右胸向上、向後提拔，如果是靠牆練習，要保持身體始終貼靠牆面。

⑥ 稍停留，感受著整個脊椎的伸展。然後將左手輕放在左小腿處，切不可用力按壓，將右上臂貼右耳向左側伸展，眼睛仍然看向右斜上方即可（圖4）。

⑦ 向上伸展右臂，身體慢慢回升，收髖，頭回正中位，直立站好，左手和右手與地面平行。

⑧ 自然垂下雙手，回歸山立式，手指伸直，放鬆。

⑨ 按同樣步驟向相反方向再做一次。感受左右側彎後呼吸與心情的感覺。

⑩ 初時睜開眼睛來做，比較容易保持平衡。熟練後可閉目來做，把注意力放在身體內部的感覺上。

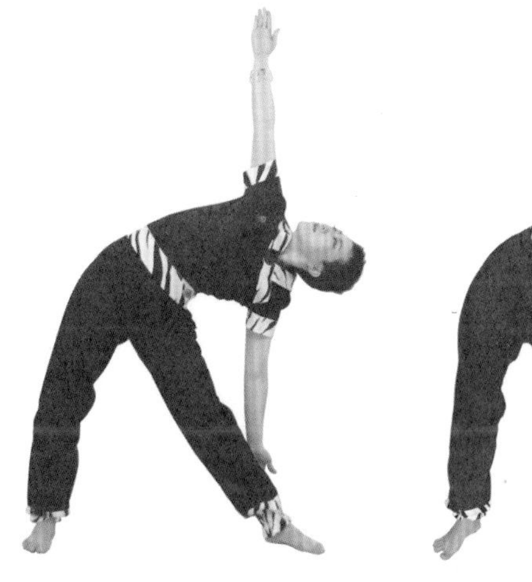

圖3

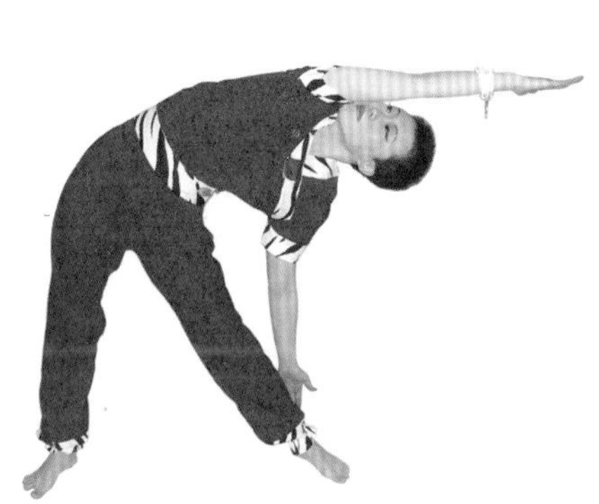

圖4

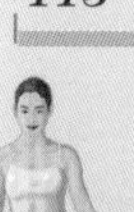

【練習收益】

這個姿勢令左、右腹斜肌得以伸展，又令脊椎，尤其是腰椎部分得以強化。身體分別向左、右兩側下彎，既強化了左右肺葉的功能，亦平衡了左右氣脈，達到心理動態、靜態均衡。

三角形向來有靈性的象徵意義，上三角為陽性，下三角為陰性，上下三角交疊就成了創造力。對稱、平衡是心靈動力的開始，因為這是瑜伽體位中為數不多的體側屈練習，因此，它還能全面增進身體的靈活性與柔韌性。經常練習這個姿勢能減少腰圍線上的脂肪，並且治療多種皮膚疾患，恢復健康膚色。

（2）半月式（Ardha Chandrasana）

① 以山立姿勢開始，將雙腳分開，腳尖稍朝外，雙臂掌心向下，側平舉，吸氣。呼氣時，眼睛看向右手的指尖，向右推髖，向左伸展到極限。再次呼氣時，手心翻轉向下，同時向左側彎曲身體，挺直雙膝（圖 1）。即從三角式開始這個練習。

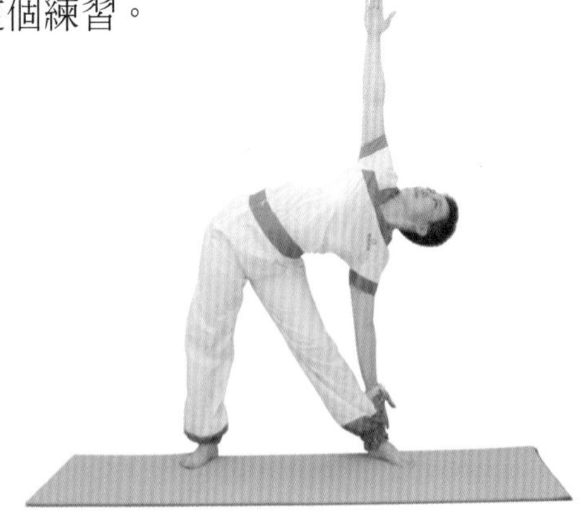

圖 1

② 呼氣時，眼睛看向左腳，同時將左腳向左轉動90°，彎左膝，左手向左腳側伸展，全手掌著地，離左腳約有一個腳掌的位置。眼睛向上看右手指尖，此時是側角姿勢（圖2）。

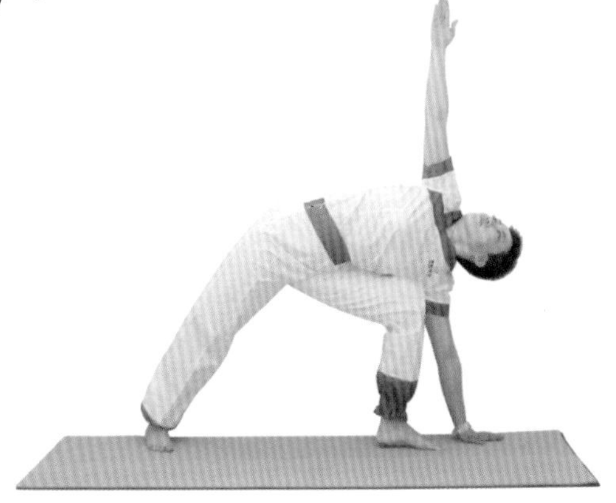

圖2

③ 再次吸氣時，儘量向上抬高右腿，伸直左膝，儘量保證身體在一個平面上，也可以將右臂放置在抬起的右腿上（圖3a，圖3b）。

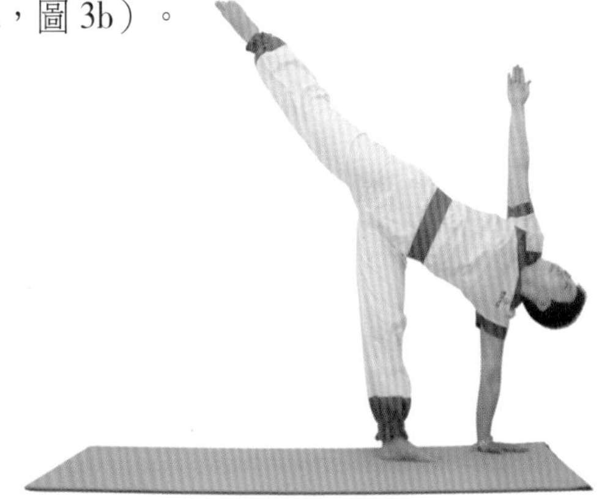

圖3a

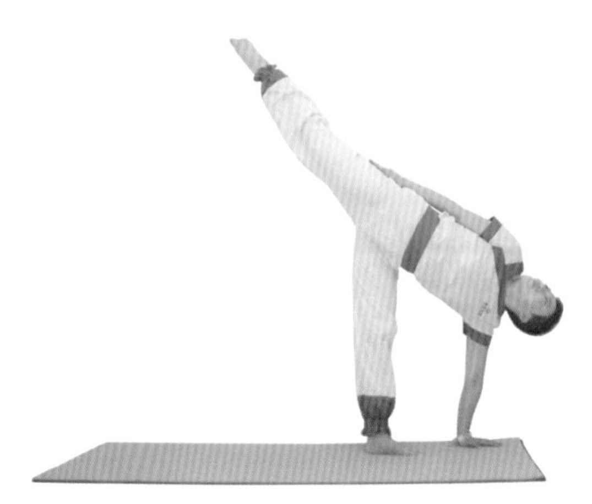

圖 3b

這個姿勢也可以從基本三角式直接轉腳彎膝成側角式，並將向上伸展的手臂安放在右腿上。

④ 保持姿勢。如果剛開始練習很難平衡身體，可以靠著牆壁練習，將身體和抬高的腿貼放在牆壁上。

⑤ 放落右腿，起身，回至山立式。

⑥ 交換體位練習。

【練習收益】

半月式可以強壯神經系統，它主要針對臍輪，可以幫助消化系統正常地運作，排除腸胃問題，同時滋養整個神經系統，強壯腿部和下背部，消除腰腹贅肉。

4. 幻椅式

(1) 怪異式（AwkwardPose）

① 保持山立功的站姿站好，雙腳併攏。然後分開雙腳，與肩同寬。抬雙臂，掌心向下，前平舉，正常地呼吸（圖 1）。

② 呼氣時，身體向下坐下去，同時踮起雙腳腳尖，直到兩大腿和地面平行，保持背部挺直（圖 2）。

③ 這姿勢上停留 6～12 秒。

④ 吸氣時，有控制地站起來，同時落下腳跟，回至山立功的站姿。

【練習收益】

這個姿勢可以補養和加強大腿部和腰腹部，同時可以加強平衡能力，強化股四頭肌、髖關節、膝關節、踝關節。由於這個姿勢可溫和地增加心率，改善循環，所以是個極好的熱身動作。

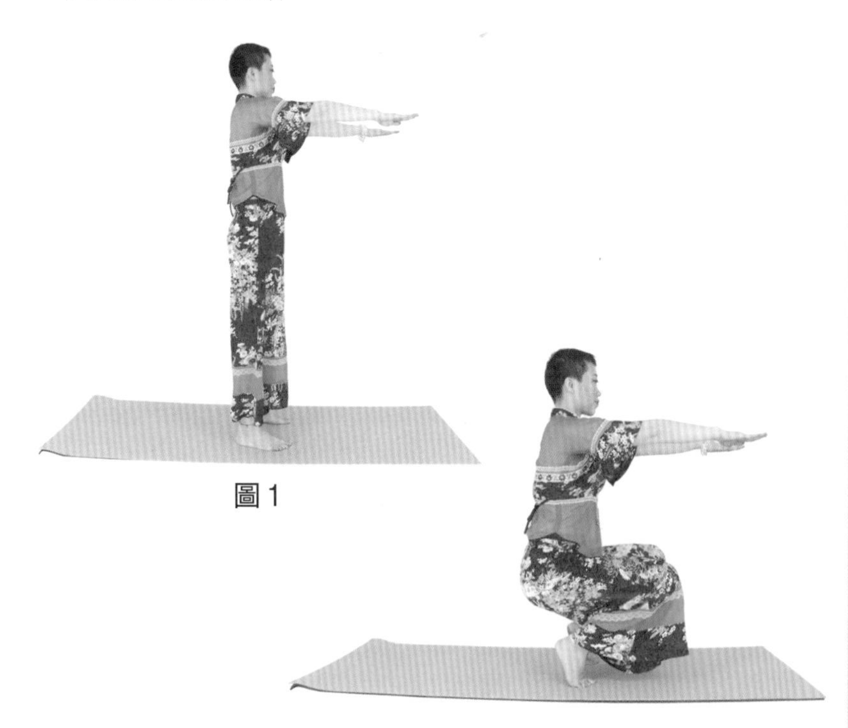
圖 1

圖 2

（2）幻椅式（Utkatasana）

① 山立功姿勢站好，雙手合十置於胸前，吸氣，自體前向上推舉雙臂，直至上臂放於耳後，向上伸展（圖 1）。

② 呼氣時，收縮肛門和會陰，慢慢地挺直腰背地坐下去，想像我們要坐在一張直靠背的椅子上，將身體降至極限時保持姿勢（圖 2）。

③ 吸氣時，借助雙臂向上提拉的力量，抬高身體。呼氣，雙手回到胸前，合十，調整呼吸，回山立功站好。

注意事項：在練習中注意挺胸收腹，身體不要向前彎曲，雖然很難保持平衡，但也要盡力挺拔腰背。初習者可背靠牆壁練習。

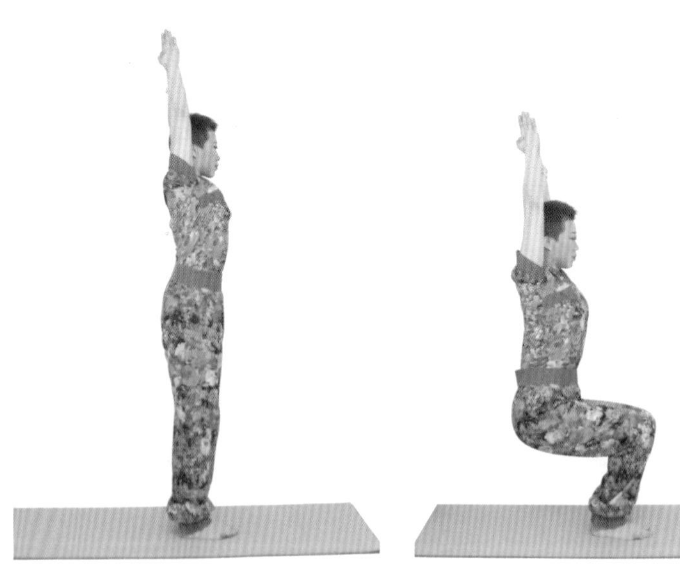

圖 1　　圖 2

【練習收益】

這個姿勢可以有效地雕塑形體，擴展胸部，增進肢體的穩定，加強雙腿和背部肌肉，放鬆雙肩，同時溫和地按摩腹內器官，保養心臟。

5. 鷹王式（Garudasana）

① 山立功站好，吸氣，抬左膝，左膝屈曲 90。，大腿同地面保持平行，同時雙臂掌心向下側平舉（圖 1）。

② 向前伸直左腿，左髖水平內收，到極限時，屈左膝，將左腳掌貼放在右小腿肚的後面，左腳趾勾著右小腿（圖 2）。

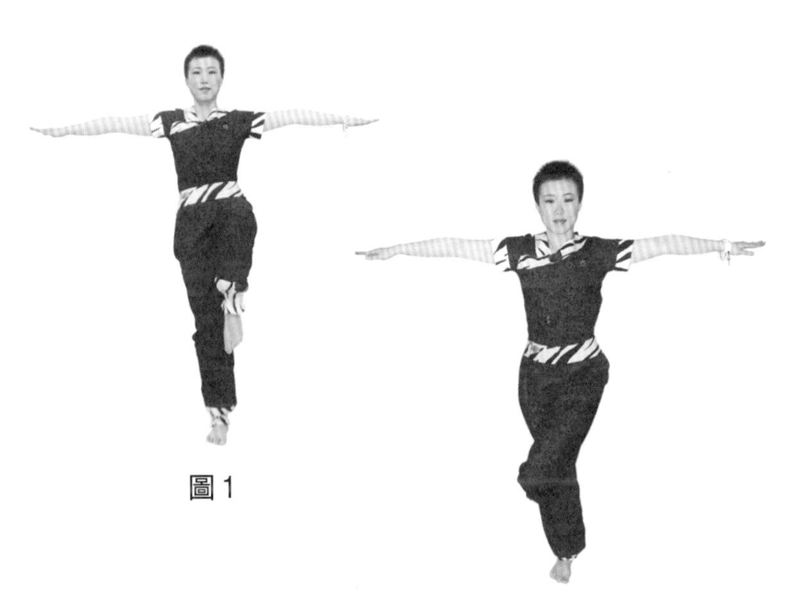

圖 1

圖 2

③ 向上抬高右臂，右上臂放在耳後，手指向天，掌心向前；左臂向前，掌心向下與地面平行（圖 3）。

④ 呼氣時放落右臂，將右肘置於左肘上，雙臂交叉。屈左肘，左手指向天，然後將右前臂推向右，左前臂稍向左，同時，左手稍向上伸展，雙手掌心相對，合十（圖 4）。

⑤ 在這姿勢上保持正常呼吸，停留。

⑥ 一旦身體允許，就呼氣，慢慢地坐下去，保持正常呼吸，在這個姿勢上停留（圖 5）。

⑦ 吸氣，慢慢地伸直膝蓋，打開雙手，左臂向前，右臂向上。打開盤繞在右腿上的左腿，向前，放落左腿和雙臂，回到山立功，調整呼吸。

⑧ 交換體位練習。

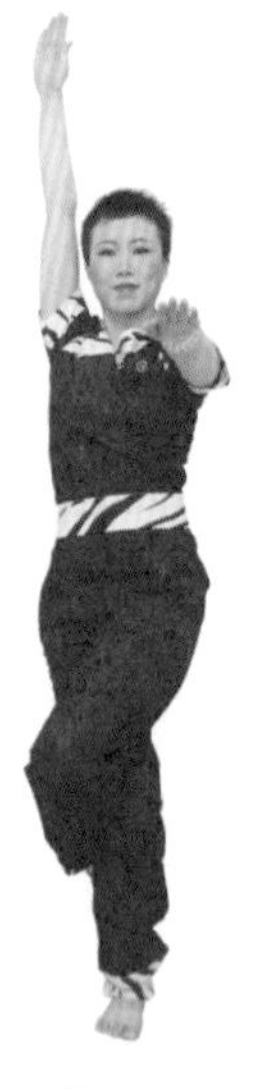
圖 3

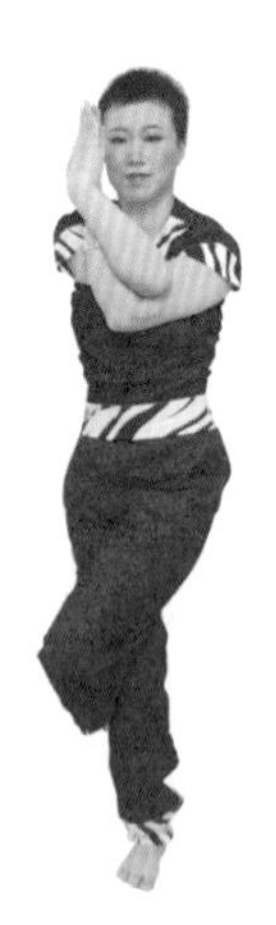
圖 4

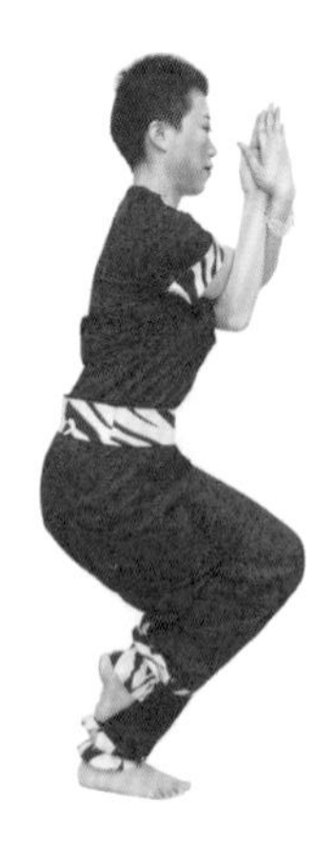
圖 5

注意事項：在動作中腿與臂的盤繞有如下規律——如果左腿在前旋繞右腿，那麼就是右臂在上旋繞左臂。

【練習收益】

在這個體式中肩、肘、腕、膝、踝各關節得以靈活和放鬆，心輪被擠壓，心臟得到溫和的按摩，呼吸系統、平衡與協調、肝、腎、免疫機能都在這個體式上受益，這個姿勢還有助於防治腿部肌肉痙攣（抽筋）。

6. 站姿背腿伸展組合（站姿扭背接站姿背腿伸展，Utthita Hasta Padangusthasana）

① 山立功站好，吸氣，抬左腿，屈左膝，十指交叉，放在左膝下、左小腿脛骨上端。呼氣時，儘量將左大腿壓向胸膛，在這個姿勢上稍停留（圖 1）。

② 打開雙手，右手掌心向右，抓握左腳小腳趾的一

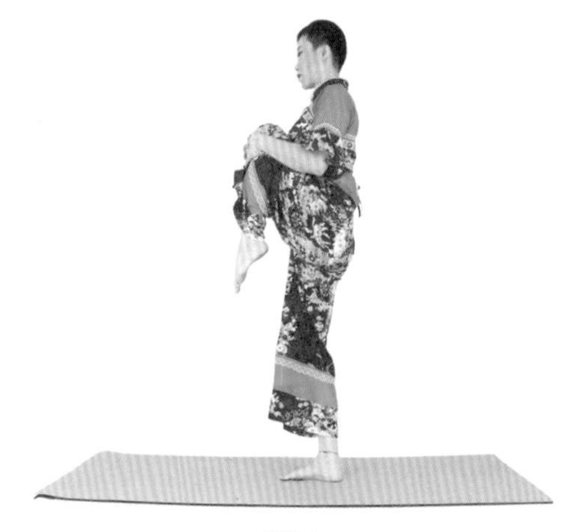

圖 1

側，保持腰背挺直，吸氣時向前伸直左腿，再次呼氣時，在肚臍的帶動下，向左側扭轉身體，同時左臂伸直打開，左手掌心向左、向後伸展，儘量保證雙臂在一條直線上，左膝伸直，左腿儘量平行於地面或者抬高，右腿垂直於地面（圖2）。

③ 保持正常的呼吸，在這個姿勢上停留。

④ 吸氣時，向前扭轉身體，收左臂，屈左膝，保持左大腿平行於地面，小腿與地面垂直，右腿垂直於地面。

⑤ 呼氣，身體向前傾，直到上半身貼靠在平行於地面的左大腿上，雙手十指交叉，放於左腳的腳底，左腳掌平行於地面，眼睛平視前方，在這個姿勢上調整呼吸（圖3）。

⑥ 吸氣時向上抬高並且伸直左膝，直到左腿同地面平

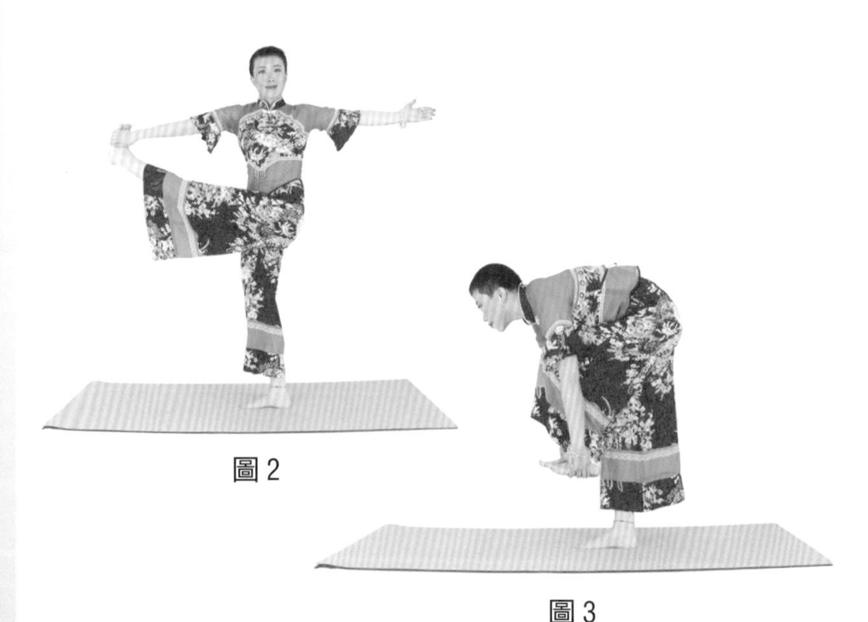

圖2

圖3

行或是高於同地面的平行線，保持左膝伸直，將整個上半身折疊在左腿上。如果可以，腹接大腿，胸接膝，額頭觸脛骨。注意支撐身體的右腿伸直並垂直於地面（圖4）。

⑦ 保持姿勢，正常地呼吸，停留。

⑧ 吸氣時抬頭，一節節地抬起身體，屈左膝，打開雙手，回山立式站好。稍調整。

⑨ 交換體位練習。

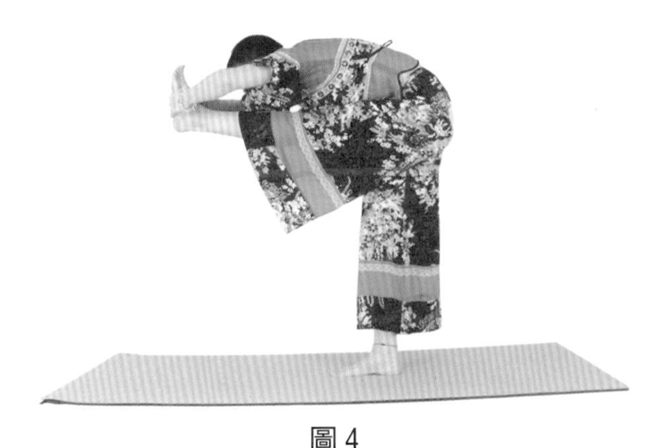

圖4

【練習收益】

在本體式中，身體的平衡、協調、集中與注意的能力得到提高，神經系統得到強化，背部的僵硬強直和脹痛得到緩解，腹內臟器得到按摩，消化系統旺盛，便秘也得以消除。髖與肩的靈活性增強，穩定性得到平衡發展。軀幹穩定性的提高使腹肌與背肌的肌力與肌耐力提高。練習這個姿勢可以培養正確的站姿。

7. 站姿弓式

（1）舞姿

① 山立功站好。向後屈右膝，右手在右腳小腳趾一側抓握右腳，向上提拉右腿。左臂掌心向下，前平舉，保持腰背挺拔（圖1）。

② 翻轉右肩、右臂和右手腕，讓右手在頭後提拉右腿，向上伸展，使右大腿與地面平行，右小腿和左腿垂直於地面。如果身體允許，就將左上臂貼在左耳旁，向上伸展左臂（圖2）。

③ 在身體允許的情況下保持姿勢，正常呼吸。

④ 呼氣時有控制地打開右手，放落右腿，放落左臂，回山立功姿勢，休息。

⑤ 交換體位練習。

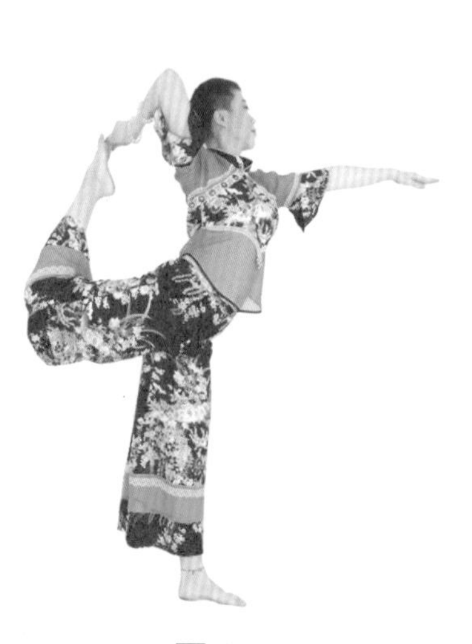

圖1

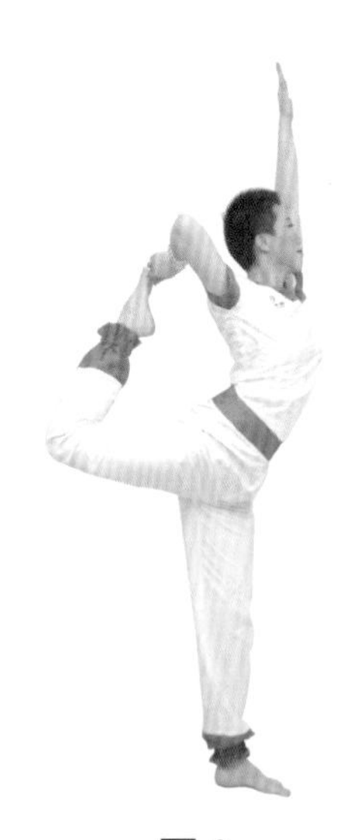

圖2

注意事項：動作中身體沿矢狀面向上，不要向外翻髖，以免出現跨欄式拉筋這樣的高危動作。

【練習收益】

在這個體式中胸部得到擴張，使肩胛靈活、雙腿強壯有力、脊柱更富彈性。系統、正確的練習還可以培養勻稱的體態和優雅的氣質。增加骨密度，平衡、協調、注意力集中的能力也在這個姿勢中得到加強。

（2）站姿弓式（Sama～sthiti Danurasana）

① 山立功站好。屈左膝，左手自小腳趾一側捉住左腳腳掌，右臂向上伸展，置於右耳旁（圖 1）。

② 屈右肘，右手指尖向上放於胸前，深深地吸氣。呼氣時，以腰為支點身體前傾，同時向前推送右臂，將左腿自左髖處抬高，儘量保持右臂、肩、背同地面平行（圖 2）。在這個姿勢上保持至極限邊緣。

③ 吸氣，慢慢地直立身體，回到圖 1 所示的姿勢。

④ 呼氣時，放下右臂和左腿，回到山立功，深呼吸。

⑤ 交換體位練習。

注意事項：如果剛剛開始練習，體後舉起的腿不能抬起也沒有關係，可以保持身體、大腿和前伸的手臂同地面平行，抬起的膝關節保持 90。左右也可以，不要強迫身體做其暫時還無法完成的事情。

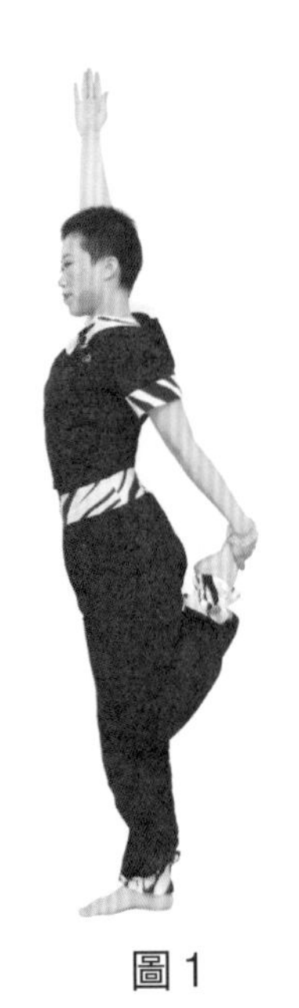
圖 1

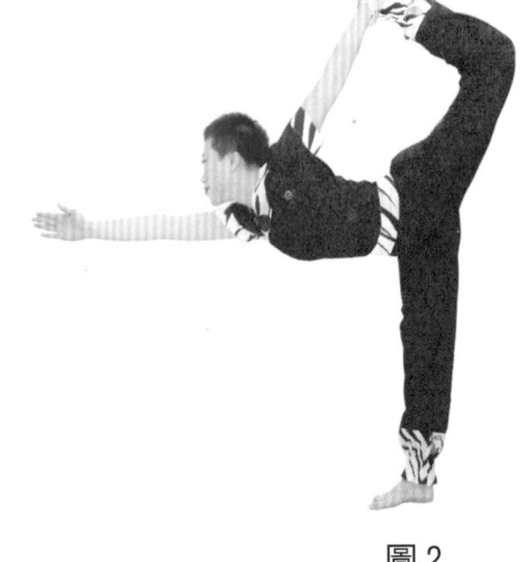
圖 2

【練習收益】

對於大眾練習者，這是個稍有難度的動作。在這個體式中，平衡、集中與協調的能力得到提高，神經系統得到強化，肩關節、髖關節、膝關節都得到靈活性鍛鍊，臂、背、腿部的肌肉也得以滋養。

8. 戰士三式

（1）鶴式

① 山立功站好。雙手在胸前合十，吸氣，雙臂自體前向上推舉過頭，上臂放在耳後，同時雙腳分開，略比肩寬。

② 呼氣時，左腳向左轉動 90°，右腳稍朝左。身體保持與地面垂直（圖 1）。

③ 再次呼氣時將合十的雙掌、腕、肩、髖、膝、踝、繃直的右腳掌保持在一條直線上，抬右腿，放低身體，收腹擴胸，使身體形成一個大寫的「T」形（圖 2）。

④ 保持姿勢，深長地呼吸。

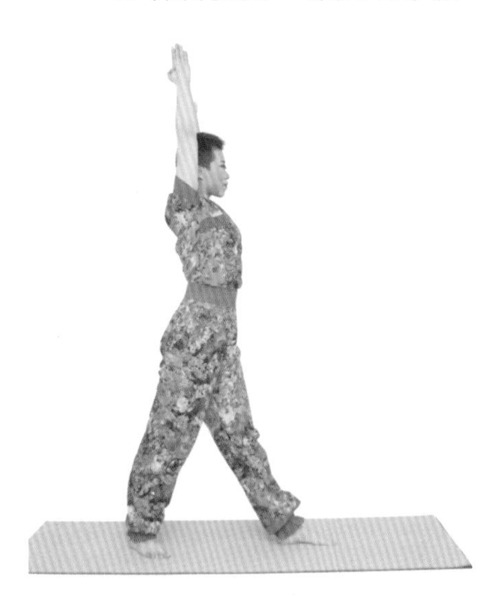

圖 1

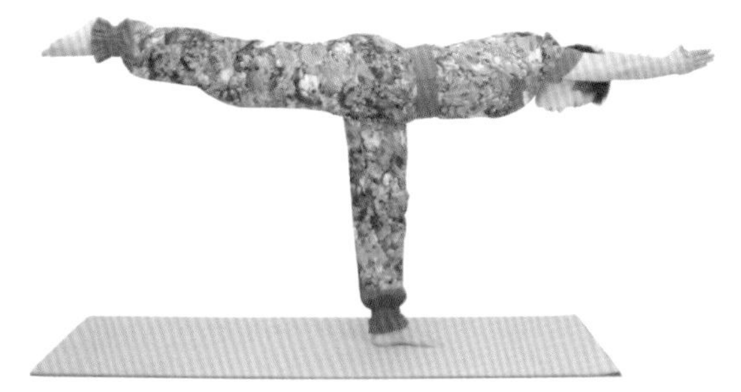

圖 2

⑤ 放落右腿，抬起身體，雙臂自胸前放落，回山立式。

⑥ 交換體位練習。

【練習收益】

身材勻稱、體態優雅、舉止穩健端莊、內心平和警醒，這是每個人都希望具有的，也是這個體式可以傳遞給我們的。支撐腿的感覺會培養正確的站立姿態，抬起與地面平行的腿使腹內臟內收從而加強其機能。平衡、集中與注意的能力得到提高，身體的穩定性增強，從而激發身體的活力和敏捷性。練習者在這個姿勢中所要感知的是一種和諧、均衡與力量。

（2）戰士三式（Virabhadrasana Ⅲ）

① 山立功站好。雙手在胸前合十，吸氣，雙臂自體前向上推舉過頭，上臂放在耳後，同時雙腳分開，略比肩寬（圖 1）。

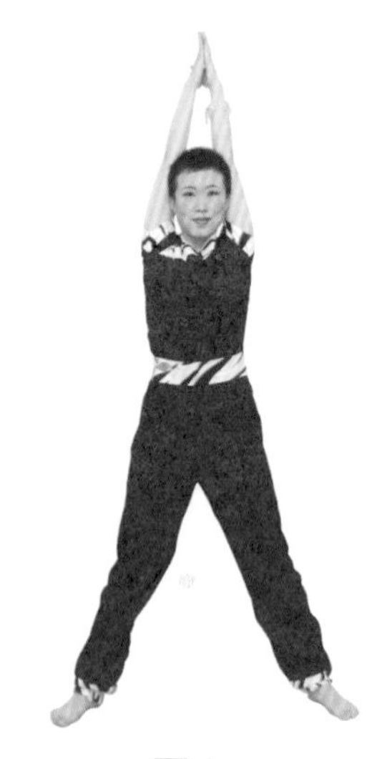
圖 1

② 呼氣時，左腳朝左轉動 90°，右腳稍朝左。屈左膝，身體與地面保持垂直，坐下去，可以向後推送右腿，直至左小腿垂直於地面，左大腿平行於地面，注意右膝伸直。關注彎曲的左

膝，膝蓋不要前傾超過腳趾，要與前三個腳趾保持在同一直線上。將身體的重心放於兩腿之間，右膝收緊，右腿肌肉伸展。

③ 吸氣時保持背部挺直，伸展脊柱，抬頭，看掌根，正常呼吸（圖 2）。

④ 呼氣時，將上半身前傾，直到胸部放落到左大腿上，保持著雙手合十，雙臂平行於地面伸直，在這個姿勢上保持 2 個深呼吸（圖 3）。

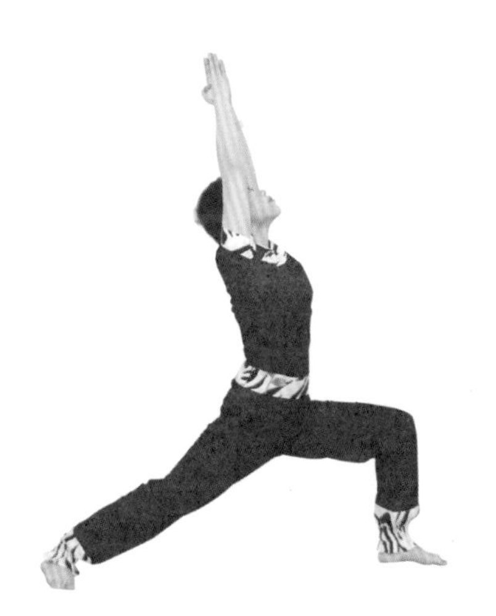

圖 2

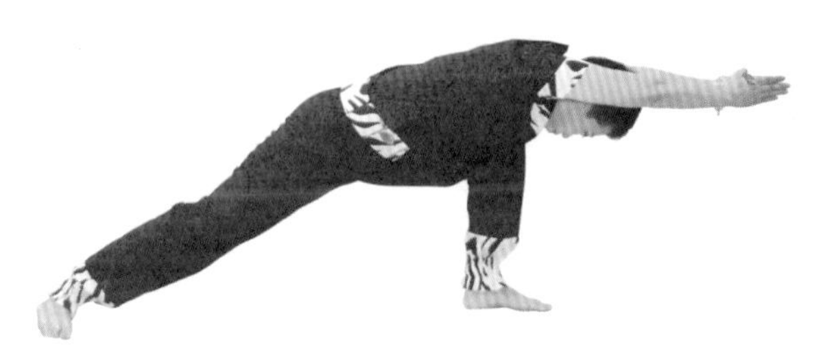

圖 3

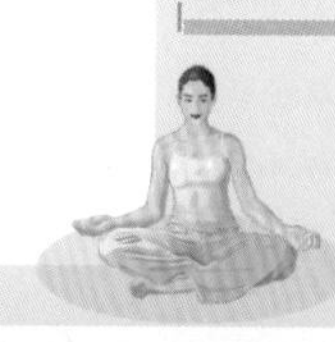

⑤ 呼氣時，身體向前伸展，同時伸直前面的支撐腿左腿，把右腿抬離地面，直到支撐腿完全伸直，抬起的右腿與地面平行，保持雙臂、身體和右腿形成與地面平行的線，支撐腿伸直與地面垂直，平行於地面的右腿膝蓋繃直，腳心向天，此時身體像大寫的字母「T」。收腹，合十的雙手向前伸展，後面的腳尖向後伸展，身體向前、後兩個方向用力，有助於保持姿勢（圖 4）。

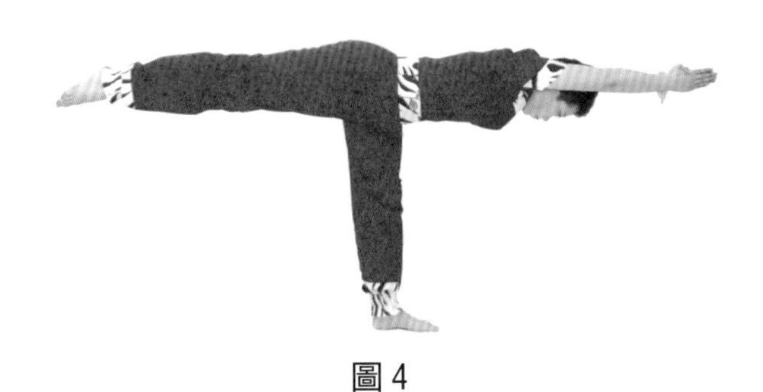

圖 4

⑥ 保持這個姿勢，儘量穩定地深呼吸。

⑦ 呼氣時，放落右腿，慢慢抬起身體，回到戰士一式（圖 2 所示）。再次呼氣時，頭回到正中位，吸氣，慢慢直立身體，轉動身體回到正中位，放落雙手，以山立式稍休息。

⑧ 交換體位練習。

【練習收益】

身材勻稱、體態優雅、舉止穩健端莊、內心平和警醒，這是每個人都希望具有的，也是這個體式可以傳遞給我們的。支撐腿的感覺會培養正確的站立姿態，抬起與地面平行的腿使腹內臟內收從而加強其機能。平衡、集中與注意的能力得到提高，身體的穩定性增強，從而激發身體的活力和敏捷性。練習者在這個姿勢中所要感知的是一種和諧、均衡與力量。

9. 雙角式

（1）金字塔式（Prasarita Padottanasana）

① 將雙腳向兩側分開約兩肩半寬，腳尖稍內扣，雙手在體後併攏，雙掌合十，翻轉指尖向上，升至肩胛間，然後吸氣，挺胸抬頭，向上看，稍翹臀（圖 1）。

② 保持背部平直，以腰為基點，有控制地向前落下身體，直到頭部可以放置在兩腳心連線的中點，在這姿勢上停留（圖 2）。感覺脊柱的伸展感。

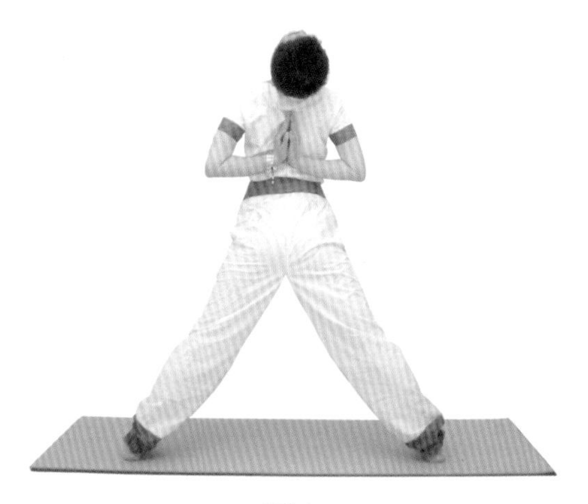

圖 1

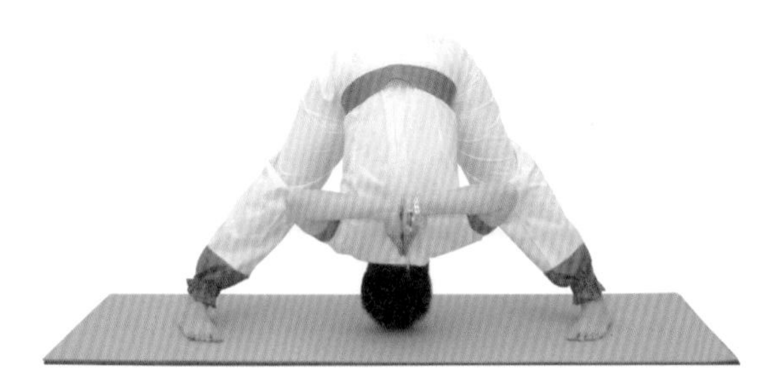

圖 2

③ 吸氣時，慢慢地抬頭挺胸，打開肩，向上伸展，抬起身體。有控制地提拔身體，直到身體直立，放落雙手，收回雙腳，回山立功站好。

注意事項：本姿勢中分開雙腿後向內扣的腳尖可以保證身體的穩定，避免滑腳，以防止踝關節和膝關節受損。

【練習收益】

對於尚無法完成頭倒立的學員，這個姿勢可以作為預備式之一。在這個體式中，頭部倒置，使頭和軀幹的供血量增加，胸腹器官也得到放鬆，腿部的肌肉及韌帶也得到伸展。向下折疊的身體使腹內臟器得到擠壓按摩，其機能得以增強。在變體中背後合十的雙手有助於打開胸和兩肩，改善不良體態。

（2）雙角式（Dwi Konasana）

① 山立功站好，雙腳分開與肩同寬，腳趾向前，雙手十指交叉，掌心相對在體後握拳，抬頭挺胸，向上、向後

看過去，雙臂向上、向後延伸（圖 1）。

② 呼氣，稍翹臀，保持背部的挺直，向前折放身體，直到頭部放於兩腿之間，放鬆肩胛，感到雙臂自然垂向地面，儘量保持雙臂同地面平行，或者雙手指向地面，保證合攏的雙拳不要打開，在這姿勢上深長地呼吸（圖 2）。可以試著用下巴去找鎖骨，或者抬頭伸展脖子向上看。

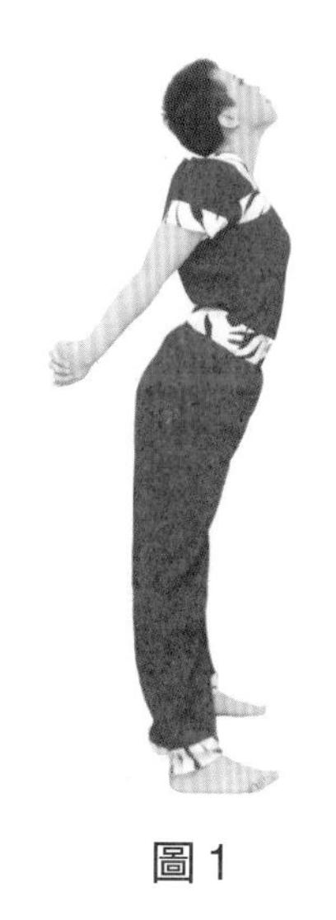

圖 1

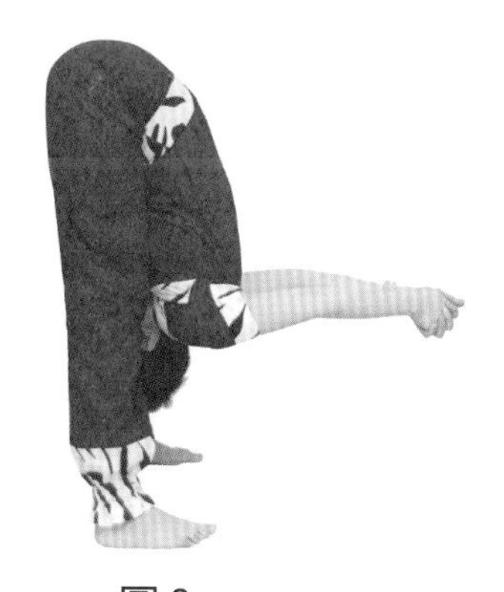

圖 2

③ 吸氣時抬頭，打開肩，椎骨一節一節慢慢地抬起，回復到圖 1 所示的狀態。

④ 直立身體，打開雙手，回到山立功，深長地呼吸。

⑤ 重複練習 3～5 次。

注意事項：在完成本姿勢後要保持山立功姿勢，閉上雙眼，體會全身的放鬆和能量的流動。

【練習收益】

肩和髖在這個姿勢中得到靈活性鍛鍊，兩臂、雙腿、上背、雙肩的肌肉得以補養和放鬆。頭部供氧量提高，並且有利於整個神經系統的鎮靜，過度的激動和抑鬱都可以得到緩解。

還有一點值得說明：頭部倒置的姿勢對美容有幫助。

10. 側角轉動式

（1）側角伸展式（Utthita Parsvakonasana）

① 山立功站好。將雙腳分開，約有兩肩寬。雙臂掌心向下側平舉，呈基本三角式（圖 1）。

② 呼氣，將左腳向左轉 90°，右腳稍向左轉約 30°。屈左膝，左膝關節保持 90°屈曲。右腿後撤（側移），右膝關節伸直。坐骨下壓，身體保持垂直地坐下去，身體的重

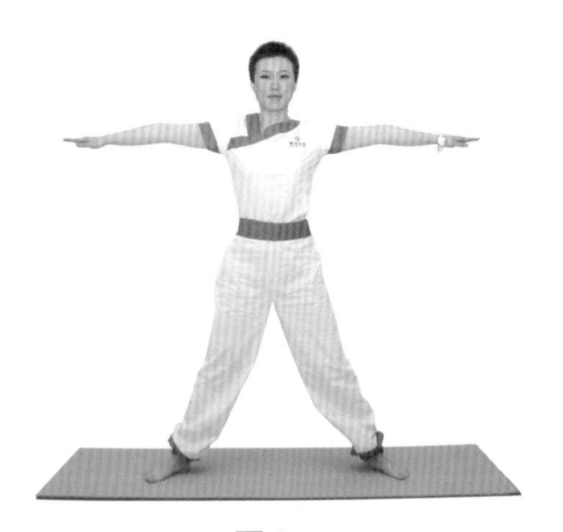

圖 1

心是放在兩腿間的（圖 2）。

③ 向前（側）傾身體，左腋窩緊貼左膝外側，左手的大拇指靠放在左腳小腳趾一側，將肚臍扭轉向右，眼睛看向右手的中指，右臂向上提拔，雙臂成直線與地面垂直。為了避免身體過於前傾，將右胸向上和後方伸展，這時左側的身體是沿冠狀面側放在左大腿上的（圖 3）。

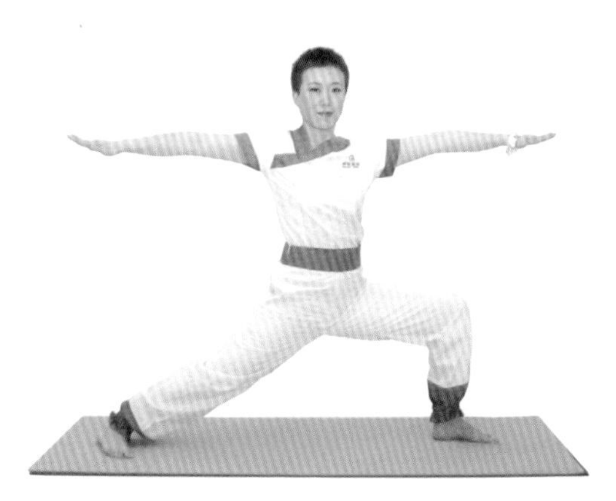

圖 2

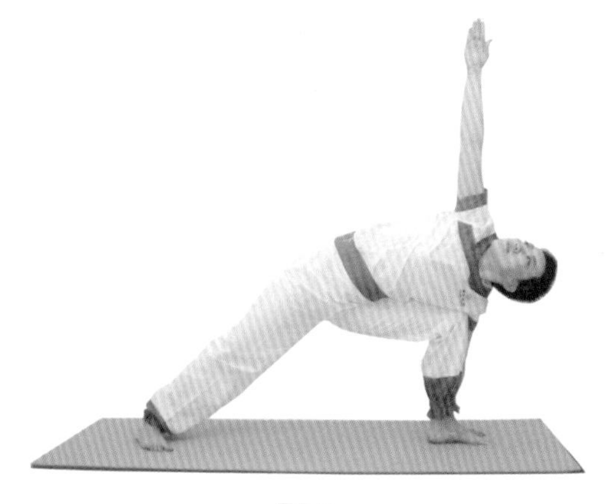

圖 3

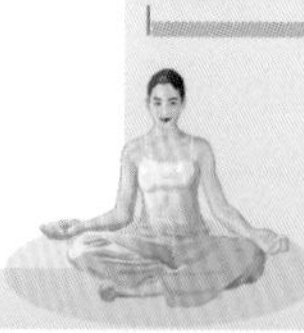

④ 呼氣，右臂向下放落在右耳旁，伸展，左側身體側臥在左腿上。不要將身體的重量完全放落在左臂和左腿上，應儘量將身體重心保持在兩腿間，肩關節與髖關節在一條直線上（圖 4）。注意力集中在脊柱的伸展上，感覺整個脊柱和右側肋骨的伸展。

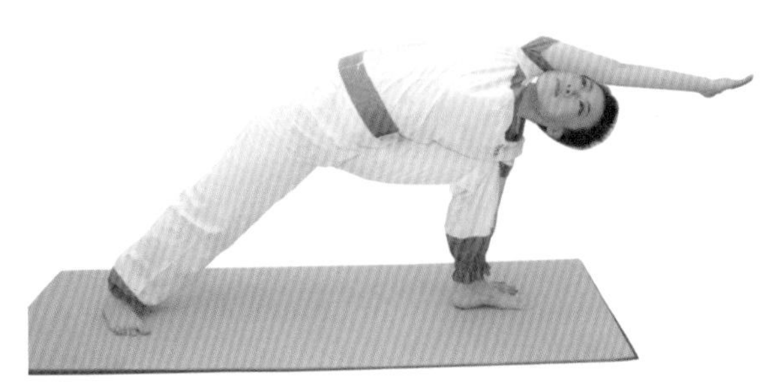

圖 4

⑤ 在這姿勢上停留，儘量穩定地深長呼吸。

⑥ 再次吸氣時，將右臂向上舉起，提拉，左手抬離地面，慢慢地升起身體，伸直雙腿，扭轉身體回到基本三角式。放落雙臂，回山立功站立，調整呼吸。

⑦ 交換體位練習。

【練習收益】

這個體式強化了下肢肌肉和關節的力量、耐力與靈活度，髖關節區域的贅肉因之減少。擴展了胸部，對心輪和臍輪的刺激使其對呼吸系統及消化系統有益。便秘得以消除，身體平衡感也會加強。

（2）側角轉動式（Parivrtta Parsvakonassana）

① 山立功站好，雙腳分開約有兩肩寬，雙臂掌心向下側平舉，此時為基本三角式。

② 左腳向左轉 90°，右腳向左扭轉 60°，屈左膝，直至左膝關節成 90°，也就是左大腿平行於地面，小腿與地面垂直，右膝伸直。

③ 呼氣，肚臍帶動身體向左側扭轉，儘量使肚臍指向左側，身體前屈，右腋窩抵在左膝外側，右手小手指一側貼放在左腳的小腳趾一側，放落在地面上。儘量將右側身體側放在左大腿上，扭轉頭向上看向左手中指。伸展左肩，左胸向上、向後伸展（圖 1）。

④ 再次呼氣時，將左臂向下放落在左耳旁，向前伸展，與地面平行。不要將身體的重量全部放落在右臂和左腿上，儘量將重心保持在兩腿間。保持這個姿勢。深長平穩地呼吸（圖 2）。

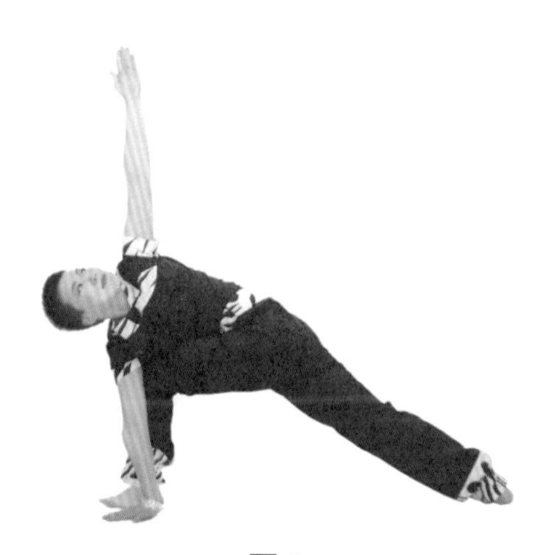

圖 1

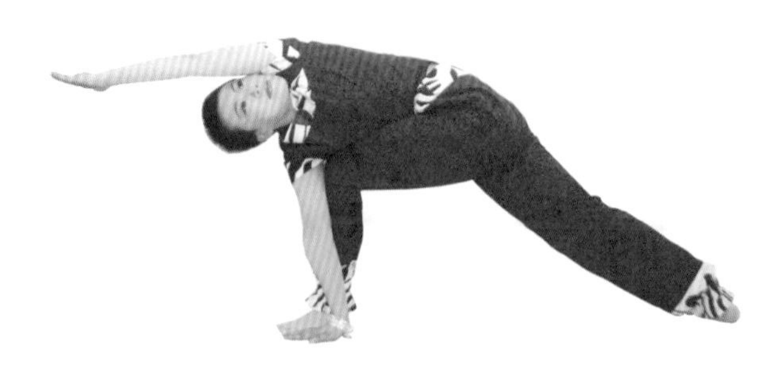

圖 2

⑤ 再次吸氣時，向上提拉左臂，有控制地伸直雙膝，抬起身體，扭轉身體回正中位，回到基本三角式。放落雙臂，回山立功站好，調整呼吸。

⑥ 交換體位練習。

【練習收益】

這個體式對臍輪的刺激使消化系統更具活力，便秘得以消除，腰圍線上的贅肉減少，腹部器官功能得到改善，活躍腹部、腰部乃至整個脊柱的循環。

11. 加強側伸展

（1）側伸展式（Parsvottanasana I）

① 山立功站好。雙手在胸前合十，吸氣，雙臂自體前向上推舉過頭，上臂放在耳後，同時雙腳分開，略比肩寬（圖 1）。

② 呼氣時，左腳朝左轉動 90°，右腳稍朝左轉。上身與地面保持垂直（圖 2）。

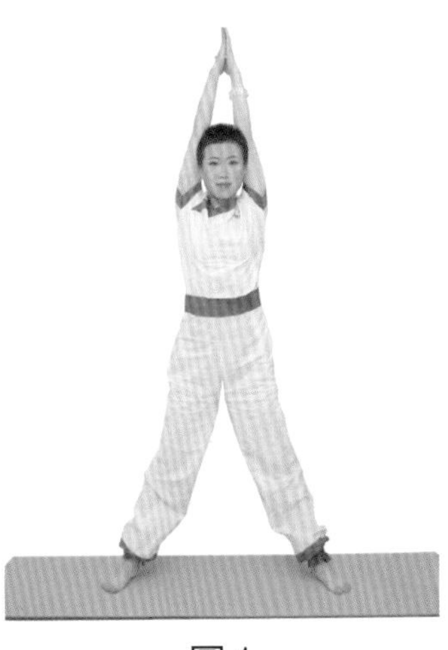

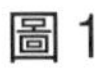
圖 1

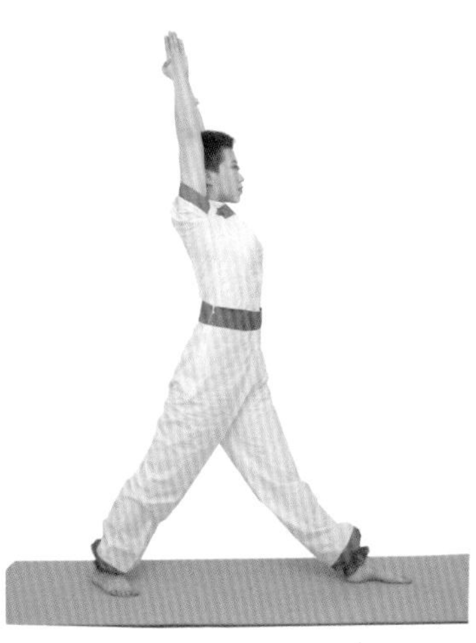

圖 2

③ 再次呼氣時，將身體從髖部向下伸展放落，直至雙手置於左腳前，下巴放落在小腿脛骨上，身體折疊放落在左腿上（圖 3）。

④ 保持姿勢，深長地呼吸。

⑤ 吸氣時向上抬起身體，回到山立式。

⑥ 交換體位練習。

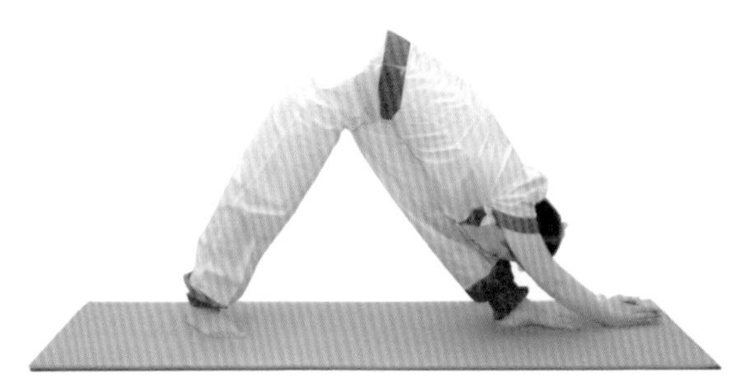

圖 3

【練習收益】

這個體式的練習可以糾正圓肩、駝背等不良體態。腕、髖、肩、脊柱都在這個練習中變得更加靈活、富有彈性。向前折疊身體的動作使腹內臟器受到按壓，從而更富活力，同時可以提高身體平衡和協調能力。

（2）加強側伸展式（Parsvottanasana）

① 山立功站好，雙手移至體後，指尖向下，掌心相對合十。翻轉手腕，將合十的雙手指尖向上，升至兩肩胛之間（圖 1）。

② 吸氣，同時將雙腳分開，約一肩半寬。將左腳向左轉 90°，右腳向左扭轉 60°，整個身體轉向左側。向後仰，打開肩，挺胸，向後伸展背部（圖 2）。

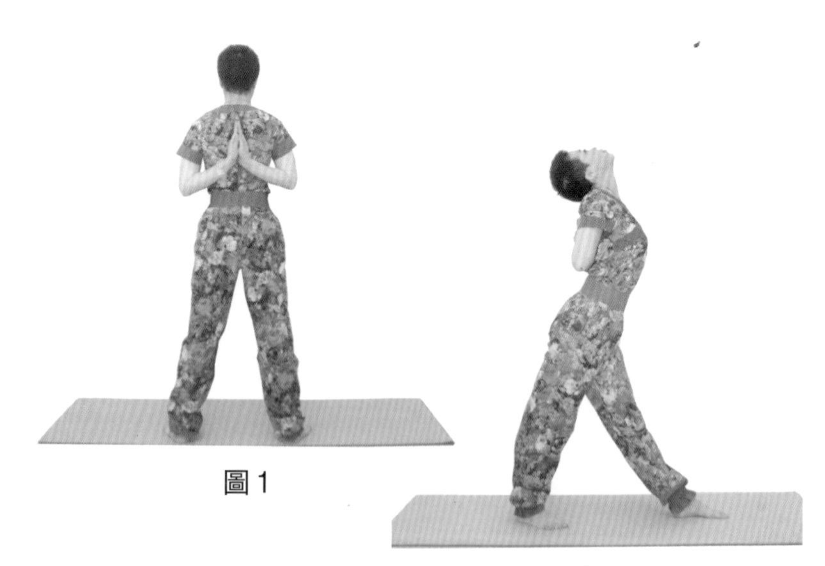

圖 1

圖 2

③ 呼氣，以腰為基點，向前折疊身體，繃直雙腿，向上提拔膝蓋。背部在正常弧度上保持平直。感覺身體一節節地貼放向左腿，小腹貼向大腿，胸貼膝。頭部自然下垂，額頭觸碰脛骨（圖 3）。

④ 保持姿勢，正常地呼吸。

⑤ 吸氣時，雙腳向前轉動至腳尖前指，身體轉向正前方，上半身垂落在兩腿間（圖 4a），然後慢慢抬頭，一節一節地抬起脊柱，打開肩，挺胸，頭向後仰（圖 4b）。

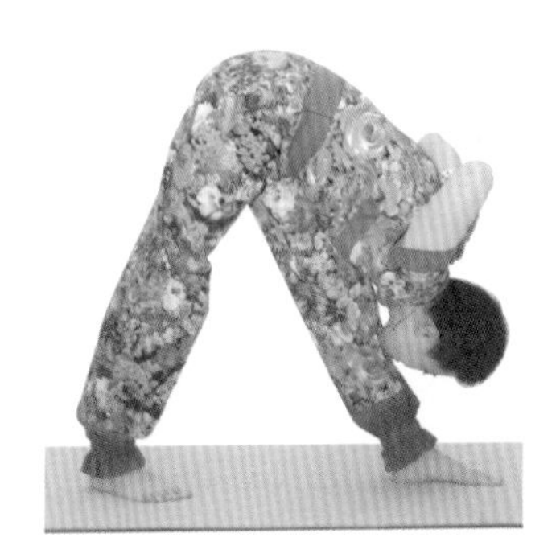

圖 3

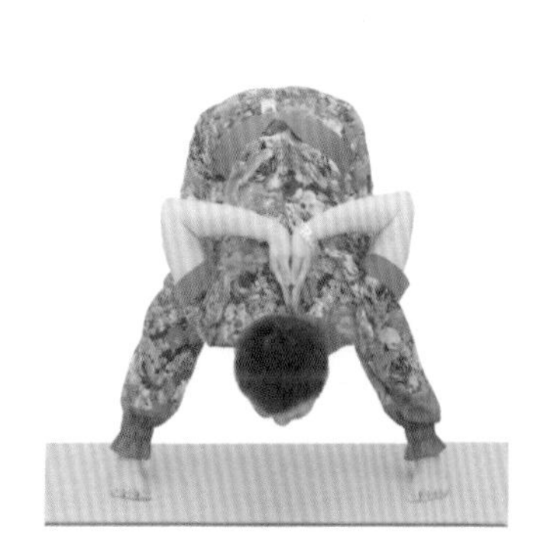

圖 4a

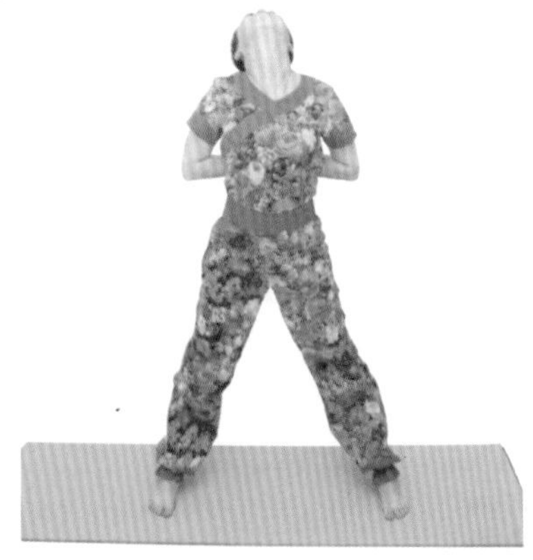

圖 4b

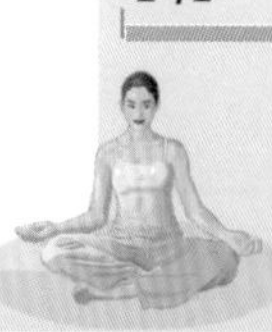

⑥ 呼氣時頭回正中，右腳向右扭轉 90°，左腳向右扭轉 60°。

⑦ 交換體位練習。

注意事項：如果在練習中暫時無法做到背後合十雙手，可以讓一隻手抓住對側的手腕放在腰後來代替雙手合十練習（圖 5）。

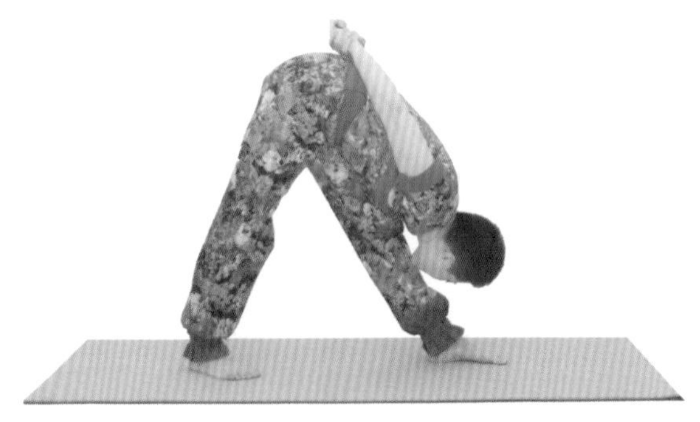

圖 5

【練習收益】

收益同側伸展式，同時體後合十的雙手促進了胸部擴展，有利於練習呼吸。

12. 站姿半蓮花單腿背部伸展式

（1）半蓮樹式（Vrksasana）

① 山立功站好，吸氣，抬左膝，借助手的幫助將左腳腳心向上安置在右大腿根部（圖 1）。

② 雙手在胸前合十，沿著身體中線一邊吸氣一邊向上

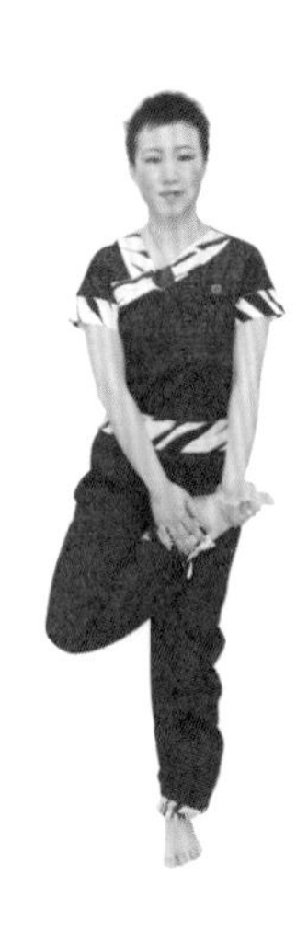

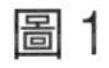

圖 1

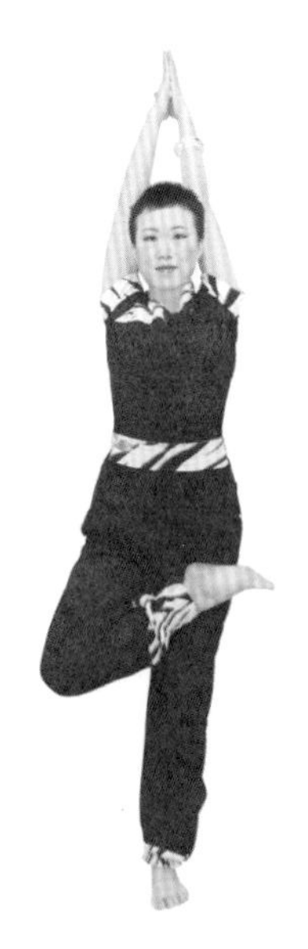

圖 2

推舉過頭。將上臂放在兩耳後，伸直手臂，打開肩和胸，儘量穩定肩帶，伸展頸椎（圖 2）。不要出現因為向上延伸手臂而縮頸的姿態。每次呼氣時將肚臍內收上提，注意雙手掌心不要分開。注意：此時右腳掌均勻地承擔著全身的重量。在所有的平衡裏，我們平衡的是我們的心、我們的思維，最後才是我們的身體。

③ 保持姿勢深長地呼吸。

④ 將合十的雙掌放回胸前，放落左腳，回山立式。

⑤ 交換體位練習。

【練習收益】

這個姿勢使能量集中於心輪區域，增強了身體的穩定性，平衡、協調和集中注意的能力均會提高，胸腔及背部也因之受益。單就骨骼肌肉而言，這個體式加強了腿部、胸部和背部的肌肉力量與肌肉耐力，也使髖關節、膝關節和踝關節得到放鬆與靈活。

（2）半蓮花單腿站立背伸展式

（Ardha Baddha Padmottanasana）

① 山立功站好，抬起左腿，屈左膝，借助雙手的幫助，讓左腳的腳心向上，左腳跟緊貼肚臍下安放好，儘量地將左膝指向地面。現在，左腿呈半蓮花式。

② 平舉左臂，掌心向下，呼氣時，左臂繞身體向後旋轉，直到左手抓住左腳的腳掌。

③ 吸氣，向上抬高右臂，伸展身體（圖 1）。

④ 呼氣，保持背部的挺直，以腰為基點將身體向前折

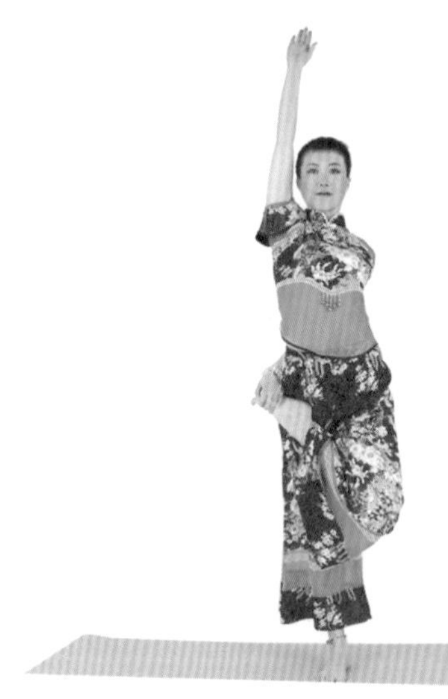

圖 1

向地面，直到右手掌放落在右腳旁的地面上，挺胸抬頭，向上看，在這姿勢上稍停留（圖 2）。

⑤ 呼氣時，折疊身體，儘量地讓胸、腹和下巴疊放在右腿上（圖 3），這時，我們能感覺到左腳跟對腹部形成的壓迫感。在這個姿勢上停留，深長地呼吸。

⑥ 再一次吸氣時，挺胸抬頭，伸直背，向上看，在這姿勢上稍停留（圖 2）。

⑦ 再次吸氣，有控制地向上抬右臂，直到上臂放到耳後，指尖向上引領，伸展身體。

⑧ 呼氣，放落右臂，打開左腿和左手，回到山立功的姿勢站好。

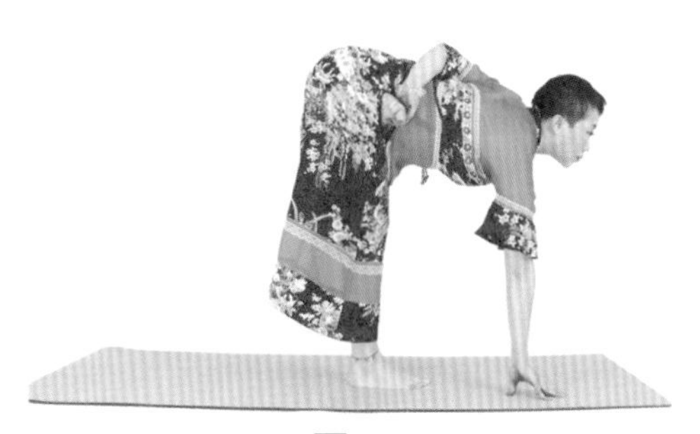

圖 2

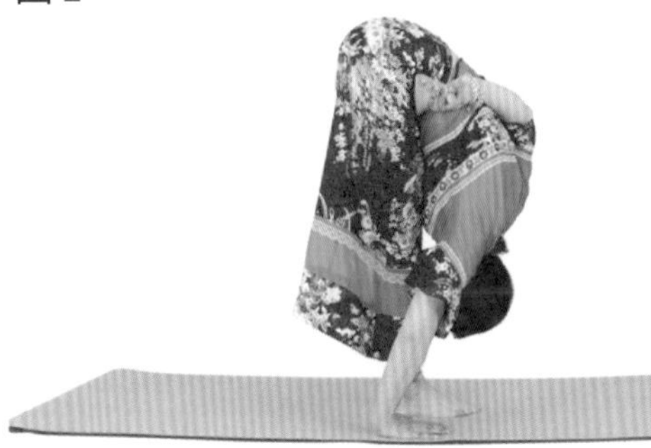

圖 3

⑨ 交換體位練習。

【練習收益】

這個姿勢可以糾正體態，擴張胸部，有利於呼吸系統。由於腳跟對腹部的強化按壓，食慾和排泄都會變得很好，有利於身體內毒素的排出。雙臂和雙腿的肌肉得以伸展，背部彈性也有所增強。

（3）增延脊柱伸展式（Uttanasana）

增延脊柱伸展式，顧名思義，增延和伸展的是脊柱。背部的伸展是這個姿勢的主要目的，所以在練習中要將注意力放在背的伸展而不是腿上。不要勉強肢體強行拉伸以免發生運動傷害。注意瑜伽磚、牆壁等輔助設施的應用，以確保在身體極限的邊緣伸展。在這個練習中，我們為了配合整組練習效果，所採用的是變體起勢。

① 山立功站好，吸氣，雙臂自體前向上舉起，直至雙臂置於雙耳旁，腕關節、肩關節和髖關節處於一條直線上（圖 1）。

② 呼氣時保持腰背挺直，以腰為支點，上半身向前伸展、放落，直至極限，雙手自然置於雙腳前能放置

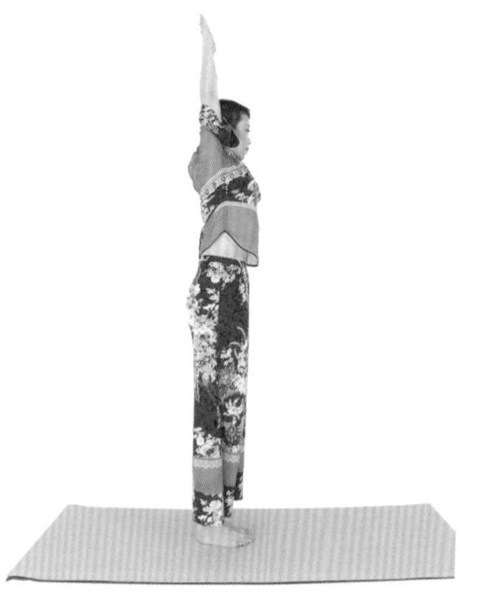

圖 1

的最低位置，也可以借助瑜伽磚支撐，然後抬頭挺胸向上看（圖 2）。始終保持背部的挺直，髖不要向後頂，雙腿始終和地面垂直。可以由保持上提膝蓋，翹起雙腳的腳趾來避免膝蓋的超伸。在練習的過程中，也可以將雙腿靠在牆面上開始練習，但這樣就要求首先將雙手放在面前的地板上，然後調整身體。在這個姿勢上稍停留 2～4 個深呼吸。

③ 呼氣時，儘量將身體疊放在雙腿上。首先要做的是讓下腹部接觸大腿，胸接觸膝。在保證脊柱正常曲度的情況下，讓額頭觸碰脛骨（圖 3）。在這姿勢上停留 0.5～1 分鐘。做不到的學員保持在疊放的極限邊緣上垂下頭部即可。

④ 再次吸氣時，伸直背，打開肩，抬頭向上看，保持

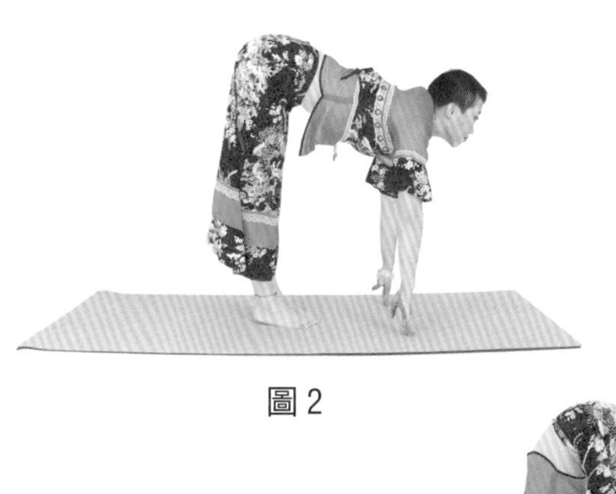

圖 2

圖 3

2 個深呼吸。然後慢慢地抬起身體，雙手回胸前，將呼吸稍調整，回到山立功站好。

【練習收益】

這是頭倒立練習不可缺少的預備功，它使頭腦逐漸適應增加的血流和壓力。保持這個體位 2 分鐘左右可以克服所有精神和情緒波動，情緒化嚴重的人可以在這個姿勢上得到改善，胃疼、痛經、背痛都可以由這個姿勢得到緩解。它可以使反弓的腰椎得以正常，神經系統在這個姿勢中得到滋養。練習這個姿勢後可以使人感到平和、警醒。

13. 單腿腳尖站立式

（1）單腿腳尖站立式（Eka～Pada Salambasana）

① 山立功站好，吸氣，抬左腿，屈左膝，借助右手的幫助將左腳心向上貼放在右大腿根部，雙手於胸前合十（圖 1）。

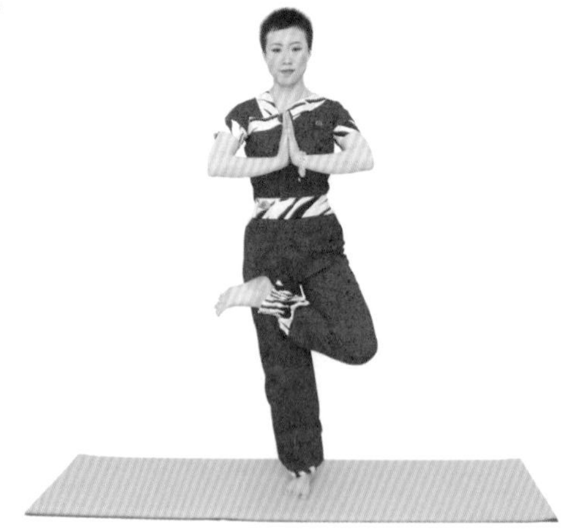

圖 1

② 呼氣時，坐骨下沉，有控制地向下坐下去，直到坐在腳後跟上，以前腳掌平衡身體，上身垂直於地面，正常呼吸，保持姿勢（圖 2）。

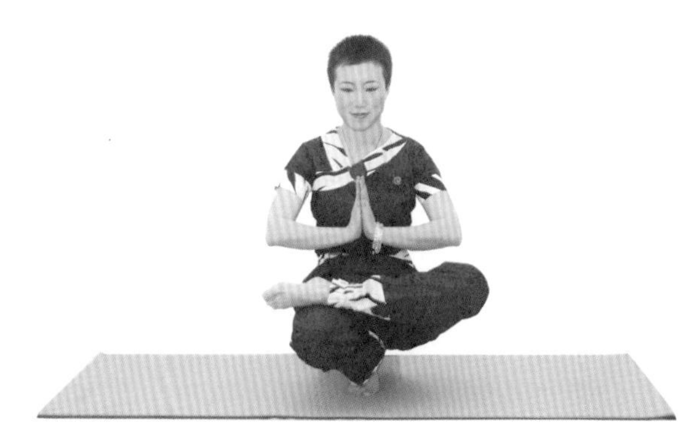

圖 2

③ 吸氣時支撐腿發力，有控制地抬起身體，打開合十的雙手，回山立功姿勢，稍休息。

④ 交換體位練習。

注意事項：對於剛開始練習的學員，可以在身體將至極限、不好保持穩定時，打開胸前合十的雙手，將雙手支撐在體側的地面上，循序漸進地練習。

【練習收益】

這個練習增強了腿部的肌力及肌耐力，提高了平衡、協調、集中精神的能力，膝關節與踝關節得到強化。因為姿勢強度加大，收益更顯著。

（2）控腿式（Utthita Hasta Padangusthasana）

① 山立功站立，雙手叉腰，吸氣，抬左腿，屈左膝，儘量將左大腿靠近胸前，伸直左臂，用左手前三個手指抓握左腳的大腳趾。

② 一旦感覺到身體穩定，可在吸氣時向前伸直左膝（圖 1）。

③ 呼氣時坐骨下沉，伸直腰背，有控制地坐下去，直到坐在腳後跟上，用前腳掌支撐身體。儘量保持雙膝在一個平面上，腰背挺直（圖 2）。

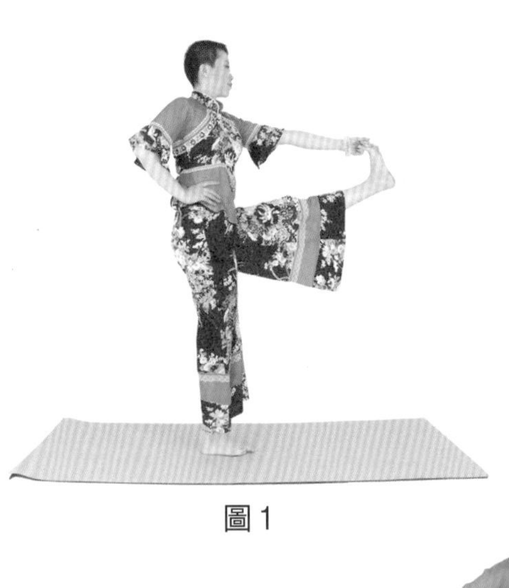

圖 1

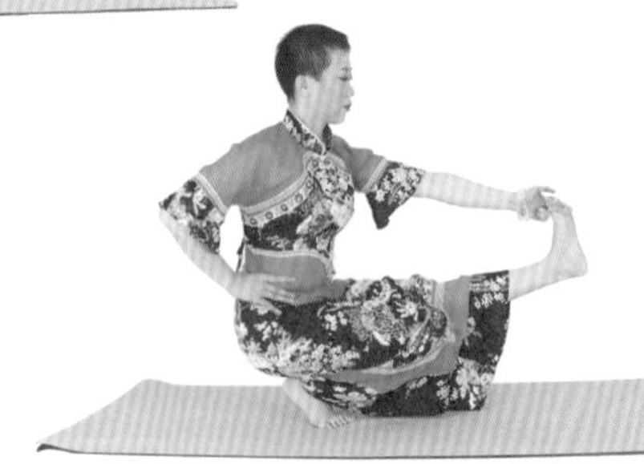

圖 2

④ 在這個姿勢上停留，正常呼吸。

⑤ 呼氣時支撐腿發力，伸直左膝，回到山立功站姿，調整呼吸。

⑥ 交換體位練習。

【練習收益】

這個練習增強了腿部的肌力及肌耐力，提高了平衡、協調、集中與注意的能力，膝關節與踝關節得到強化。

14. 束角式

(1) 蝴蝶式（The Butterfly Exercise）

蝴蝶式可以作為束角式的預備練習。

① 雙腿併攏伸直，挺直腰背地坐著。

② 屈雙膝，雙腳的腳心相對，儘量將雙腳的腳跟拉向會陰。十指交叉，雙手包裹住雙腳的腳趾，幫助雙腳跟抵住會陰，挺直腰背地坐著，深呼吸（圖 1）。

③ 再次呼氣時，將雙肘的肘尖壓送在大腿和小腿的接

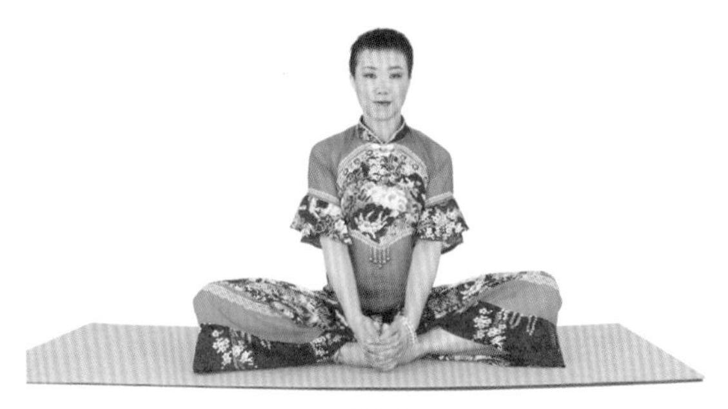

圖 1

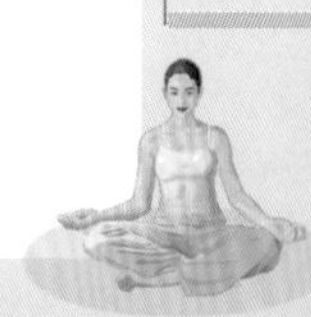

縫處，帶動身體向下，注意背部挺直，每次呼氣時，氣沉雙肘，下沉身體，直到雙膝可以接觸到地面，停留（圖2）。時刻保持背部的平直。

④ 保持姿勢，吸氣時有控制地抬起身體，回到雙腿伸直、挺拔腰背的坐姿。

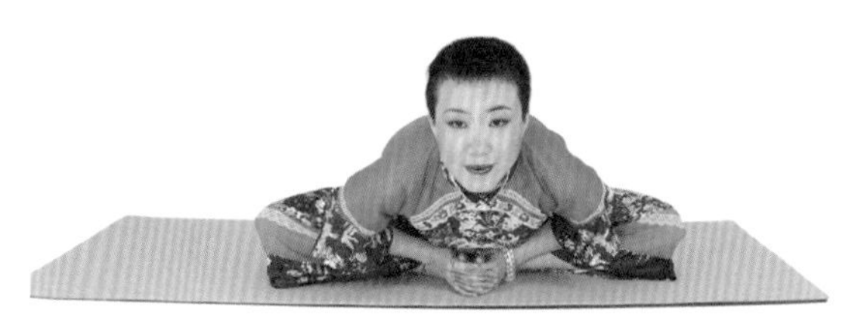

圖 2

【練習收益】

作為束角式的預備功，詳細收益可參見束角練習。蝴蝶式可調整泌尿功能和坐骨神經，改善骨盆區域的血液灌注，預防疝氣，調理女性生理期等，但程度稍遜於束角式。

（2）束角式（Baddha Konasana）

① 雙腳併攏，向前伸直，挺直腰背地坐著。

② 屈雙膝，雙髖外展，雙腳的腳心相對，雙手十指交叉包裹住十個腳趾，儘量沿地面向後推送雙腳，讓腳跟牢牢地貼向會陰。做不到這個貼放的動作時不要著急，盡自己所能就可以了。一旦雙腳跟貼向會陰，或者到了這姿勢的極限，就伸直兩肘，挺直腰背地坐著，儘量讓雙膝壓向地面（圖 1）。

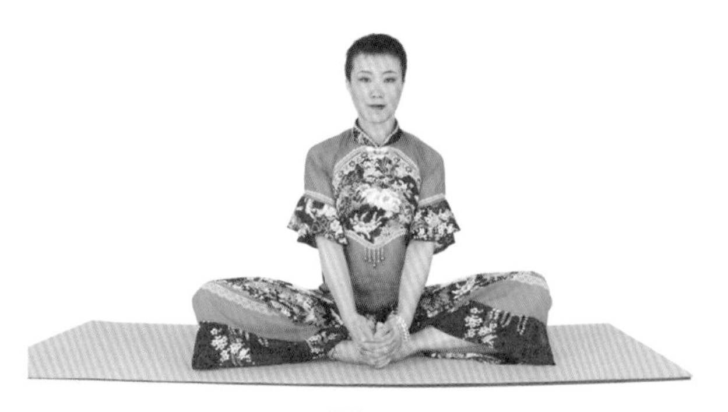

圖 1

③ 稍調整呼吸。呼氣時，氣沉雙肘，感覺雙肘向下壓的力量帶動著整個腰背向下沉落，保持腰背的平直，直到雙手手肘貼放在大腿和小腿的接縫處，稍停留。每次呼氣時借助雙肘沉落的力量將雙膝向下按壓。

④ 再次呼氣時，氣沉雙肘，帶動肩背和頭部平直向下落，直到下巴可以觸碰到地面，始終保持背部的平直，深長地呼吸，保持姿勢（圖 2）。

⑤ 吸氣時，慢慢地抬頭，感覺是一節椎骨一節椎骨地抬高身體，直到腰背垂直於地面。伸直雙肘，抓握雙腳的腳趾，眼睛平視前方，深呼吸。

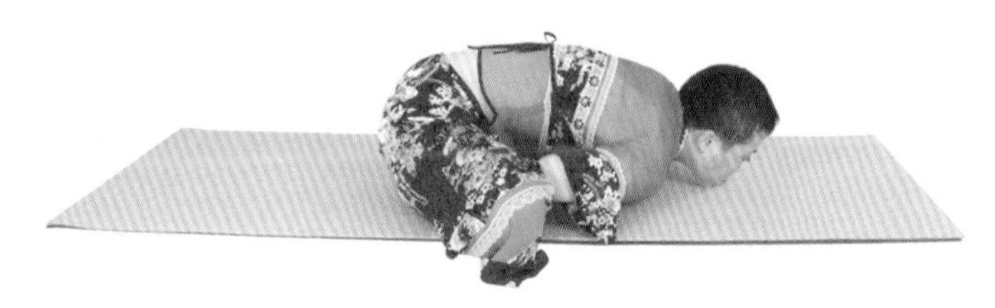

圖 2

⑥ 伸直雙腿，雙膝併攏，挺直腰背地坐著。

【練習收益】

經常練習這個體式可刺激中脈下三輪，促進腎臟、前列腺、膀胱的健康，旺盛卵巢功能，調經止帶，防止靜脈曲張、疝氣、坐骨神經痛和睾丸墜痛，也是作為孕前調理和孕中保健不可缺少的好姿勢。

15. 坐角式

（1）簡易水鶴式

① 雙腿併攏，向前伸直，挺直腰背地坐好，在舒適的範圍內向兩側分開雙腿。注意，腳掌與地面保持垂直，腳尖始終向上指（圖 1）。

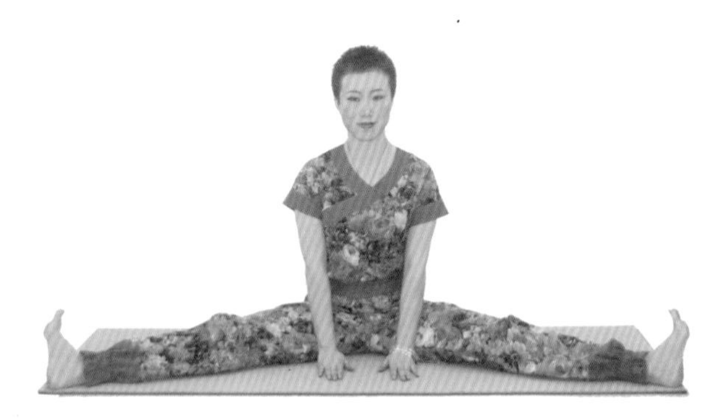

圖 1

② 保持腰背挺直，雙手指尖向前，掌心向下放於體前。呼氣，以腰骶為基點，向前推送手臂，挺胸抬頭，保

持背部伸直，直至達到身體的極限。此時，小腹和胸部貼向地面，雙腳掌垂直於地面，腳尖向上指，慢慢地把下巴也推送到地面上，深長地呼吸，在這個姿勢上停留（圖 2）。

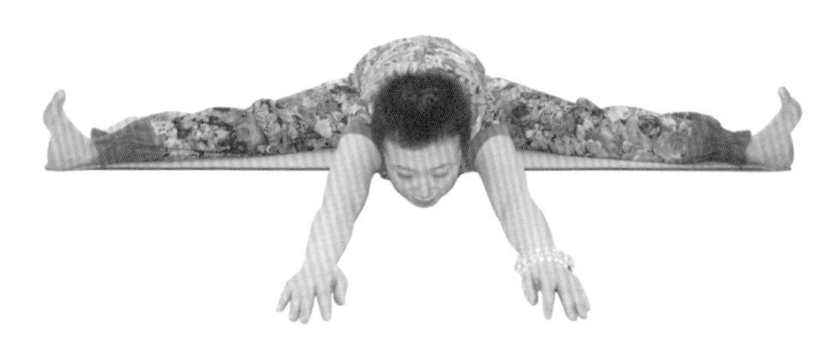

圖 2

③ 吸氣時，慢慢地向回推送身體，再一次併攏雙腿，挺直腰背地坐著，深呼吸。

【練習收益】

這個體式可刺激和旺盛卵巢、前列腺等腺體，對於生殖腺體有很好的保養作用。使骨盆區域的循環旺盛，防治疝氣、月經不調等疾患，減少下腹部贅肉，使髖關節得以靈活放鬆，在最大限度上伸展髖內收肌群，同時，坐骨神經痛也會在這個姿勢上得到減輕。

（2）坐角式（Upavistha Konasana）

① 雙腿併攏，向前伸直，挺直腰背地坐著，在極限的邊緣，大大地分開雙腿。注意，腳掌保持與地面垂直，腳尖始終向上指。

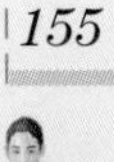

②呼氣，保持腰背的挺直，以腰骶為支點有控制地向前推送身體，直到雙肘可以安放到地面上。將雙臂向兩側打開，大拇指向下抓握住腳掌大腳趾的一側，使腳掌垂直於地面，腳趾指向天花板（圖 1）。

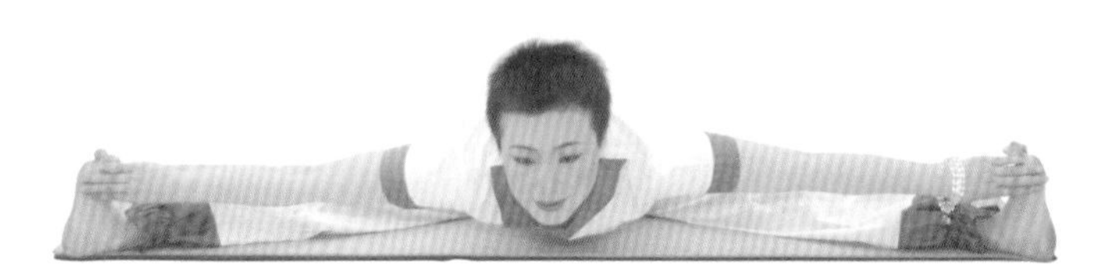

圖 1

③再次呼氣時保證腰背挺直，向前，打開肩，挺胸，向上看，感到胸的擴張，在這個姿勢上稍停留。

④呼氣時繼續向前伸展背，疊放身體，將小腹、胸、下巴依次放落到地面上，深長地呼吸。在這個姿勢上停留，雙手控制雙腳掌始終垂直於地面（圖 2）。

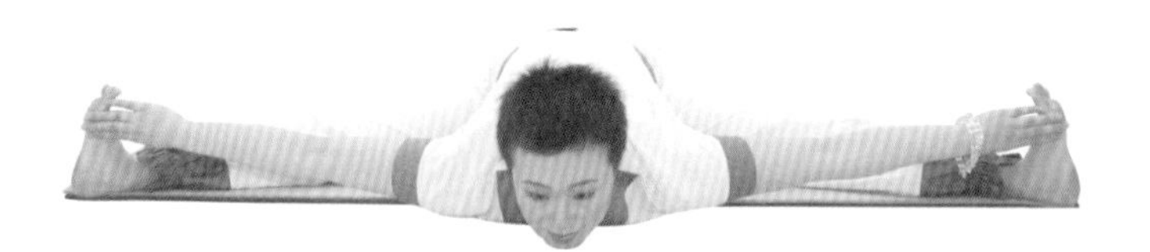

圖 2

⑤慢慢地抬起胸，左手握左腳掌，向左側伸展身體，抬右手，從身體的右側向上伸展，越過頭部抓握住左腳，深長地呼吸，在這個姿勢上稍停留，請注意右腳尖仍然向

上指，右臀始終安放在墊子上（圖3）。

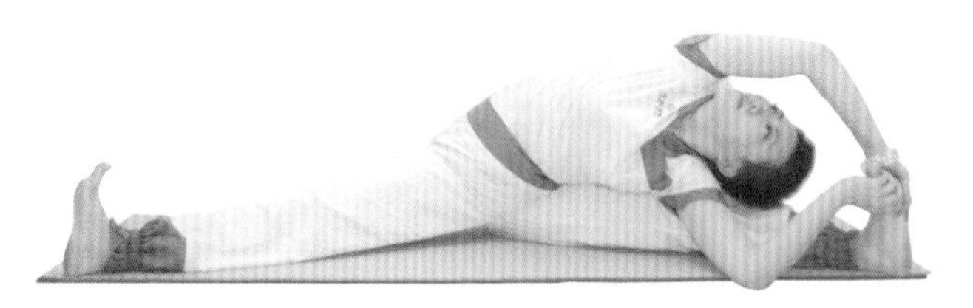

圖3

⑥ 吸氣，稍抬身體，將身體轉向前，右手抓握住右腳，保持腳尖向上的姿勢，身體向右側伸展，左臂從左側身體向上舉過頭，抓握住右腳，在這個姿勢上停留。注意左腳仍然垂直於地面，左臀始終安放在墊子上（圖4）。

⑦ 將身體再次轉向前，左手在體前沿地面向左側推送，回到雙手抓握住腳掌，胸腹貼向地面，保持擴胸的姿勢，稍停留。

⑧ 再次吸氣，有控制地抬頭，抬身體，擴張胸部。

⑨ 將雙手從雙腳上拿開，回到雙腿併攏，挺直腰背地坐著的姿勢，掌心向上，十指相對，深呼吸。

【練習收益】

這個體式可刺激和旺盛卵巢、前列腺等腺體，對於生殖腺體有很好的保養作用。可使骨盆區域的循環旺盛，防治疝氣、月經不調等疾患。還可減少下腹部贅肉，使髖關節得以靈活放鬆，在最大限度上伸展髖內收肌群。同時，坐骨神經痛也會在這姿勢上得到減輕。

16. 風吹式

（1）炮彈功（Janusira Merudandasana）

① 仰臥，吸氣，彎左膝，雙手將其拉向胸部（圖1）。

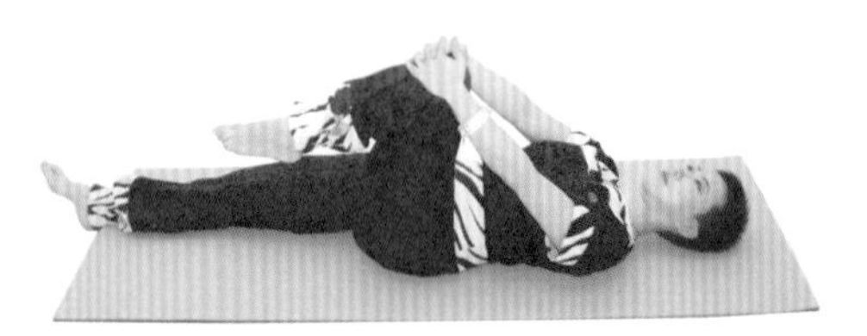

圖1

② 呼氣，十指交叉，抱住膝頭，將彎曲的左腿壓向身體，借助擠壓的力量呼盡所有的濁氣（圖2）。

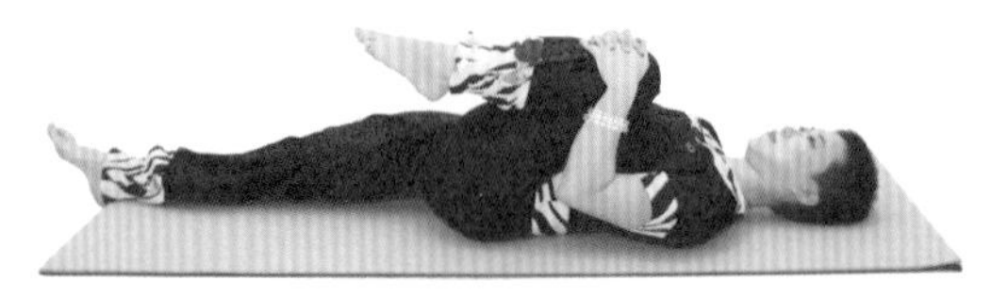

圖2

③ 屏氣，保持外懸息，抬下巴觸碰膝蓋，在自己舒適的極限保持動作（圖3）。

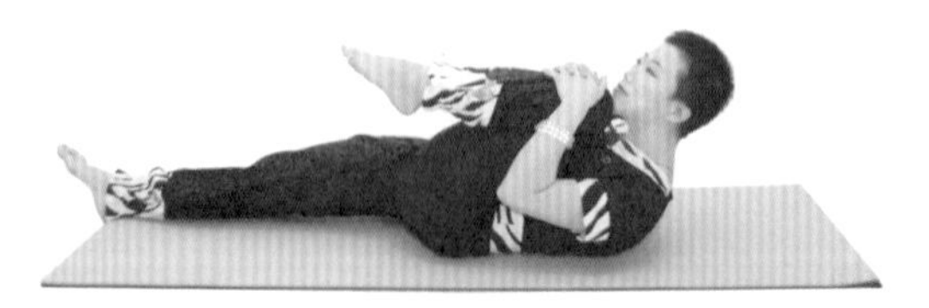

圖3

④ 吸氣時，有控制地躺下去。呼氣，伸直左腿，有控制地放落。

⑤ 吸氣，彎右膝，呼氣，十指交叉向下按壓右腿。不吸不呼，屏氣，抬下巴觸碰右膝。

⑥ 吸氣，有控制地躺下，呼氣，伸直右腿有控制地放落。

⑦ 吸氣時彎雙膝，呼氣十指交叉，按壓雙腿。屏氣，抬下巴，吸氣，有控制地將頭部放回地面，呼氣，伸直雙腿有控制地放落，這是一個回合。

⑧ 炮彈功本身也是一個非常好的排出體內濁氣的呼吸練習。

注意事項：呼吸與動作配合練習，當單腿壓向胸部時，注意另一條腿仍然貼放在地面上，不要翹起。

【練習收益】

這個體式可排除胸腹濁氣，調整和旺盛消化系統，輕柔地伸展頸部，強化腹肌，解除便秘和胃腸脹氣。

（2）風吹式

① 仰臥，吸氣，彎左膝，將其拉向胸部。

② 呼氣，十指交叉，抱住膝蓋，將彎曲的左腿壓向身體，借助擠壓的力量呼盡所有的濁氣。

③ 屏氣，保持外懸息，抬下巴觸碰膝蓋，在自己舒適的極限，保持著動作。

④ 吸氣時，有控制地躺下去。

⑤呼氣，雙肩不要離開地面，雙手幫助左髖儘量向左打開（圖 1）。

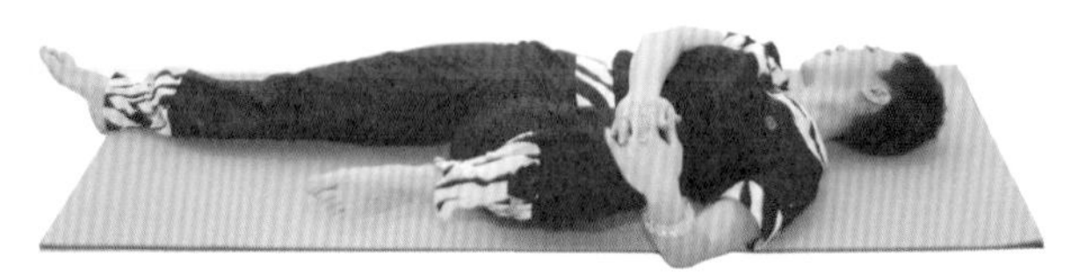
圖 1

⑥吸氣，左膝回胸前，呼氣，伸直左腿有控制地放落。

⑦吸氣，彎右膝，呼氣，十指交叉向下按壓右腿，屏氣，抬下巴觸右膝。吸氣，有控制地躺下，呼氣，雙肩不要離開地面，雙手幫助右髖儘量向右打開。吸氣，右膝回胸前，呼氣，伸直右腿有控制地放落。

⑧吸氣，彎雙膝，呼氣，十指交叉，按壓雙腿，屏氣，抬下巴，吸氣，有控制地將頭放回地面，呼氣，雙肩不要離開地面，雙髖向左推，吸氣，雙髖回胸前，呼氣，雙髖向右推，吸氣，回胸前，呼氣時，伸直雙腿有控制地放落，這是一個回合（圖 2）。

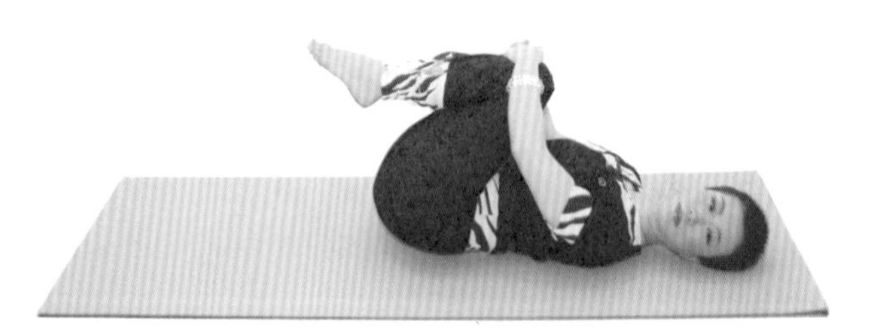
圖 2

【練習收益】

除具有炮彈功的益處外，髖關節更加靈活，對下三輪的刺激更加全面。

17. 仰臥放鬆功（Savasana）

仰臥放鬆的姿勢，又叫做攤屍式，或者叫仰屍功，但是它還有一個非常好聽的名字，叫做和平的姿勢。在著名的瑜伽典籍《哈他瑜伽導論》中有這樣的描述：「好似一具屍體背向下躺在地面上，這就叫做仰屍功。它消除由其他體式引起的疲勞，促使精神平靜安寧。」在這個練習中我們將學習使身體保持靜止並促使精神在完全清醒的情況下平靜安寧下來，使身心都得到有意識的放鬆。大家知道，使精神靜止比讓身體靜止要難千百倍，因此，這個看上去最簡單不過的體位也是體位中最難的一個。

① 仰臥，將後腦枕骨放在墊子上，頭部和身體保持在一條直線上。雙腳的腳跟分開約 30 公分，腳尖自然稍朝外，雙手掌心向上，自然地攤放在體側，閉上眼睛。

② 請讓身體按照自己的需要呼吸，感覺全身的放鬆（圖 1）。

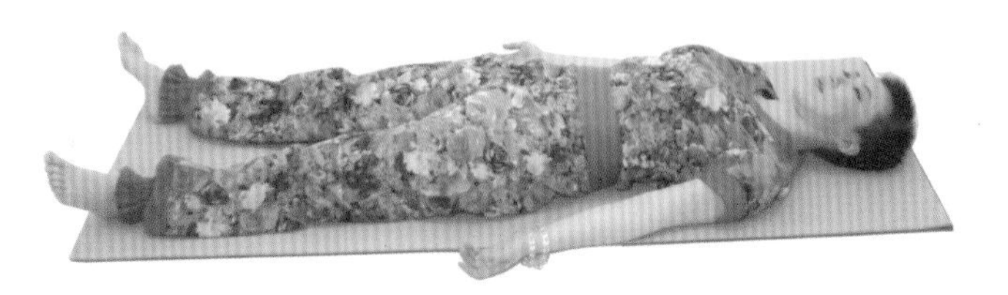

圖 1

【練習收益】

在這個練習中，充滿壓力和緊張的生活給人造成的痛苦將不復存在，繃緊的神經得到鬆弛，全身能量得以恢復，產生出一種和平、寧靜的感覺。身體在這種狀態下會自動療傷。所以，不論是神經衰弱、失眠健忘，還是其他疾病，攤屍式都是極有益的練習。正確地練習後，人們會有充滿精力並且很輕盈地長高了的感覺。

18. 動態雙腿背部伸展

① 仰臥，雙手高舉過頭，上臂夾住雙耳，掌心向上，手指向上伸展（圖 1）。

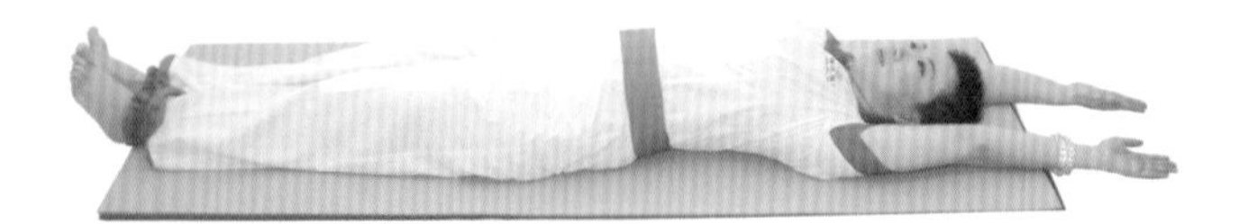

圖 1

② 保持上臂夾雙耳的姿式，使雙臂和上身始終成一個平面。呼氣時，借助腹肌的力量向上抬起身體，直至向前俯臥在雙腿上（圖 2a，圖 2b，圖 2c）。

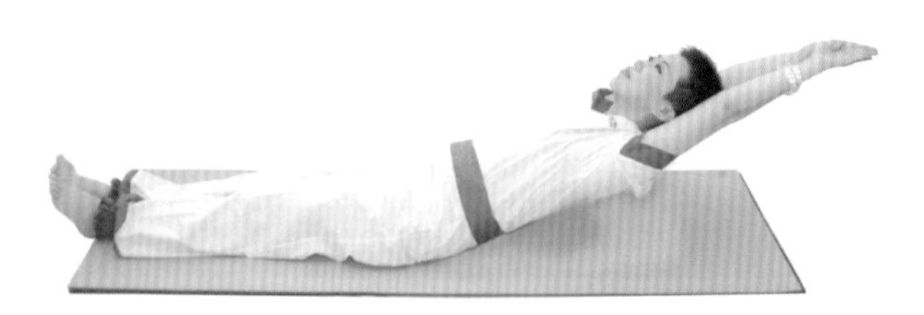

圖 2a

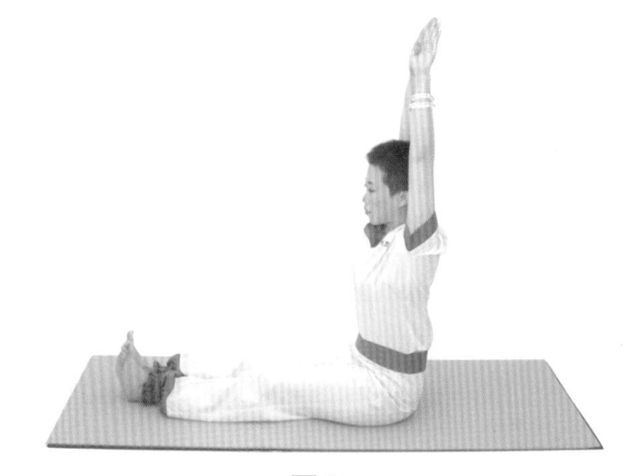

圖 2b

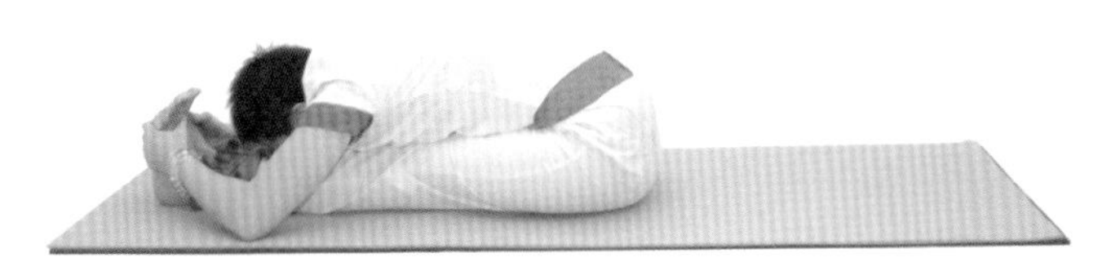

圖 2c

將牙齒併攏，嘴唇稍留縫隙，向上發力時，用腹肌發力向上，用嘴呼氣，在動作定型位置，也就是上半身俯臥在雙腿上時，會感覺到所有的濁氣排出體外所發出的「嗖」聲。

③ 吸氣時，挺直腰背，有控制地回到手臂伸展過頭的仰臥位。呼氣時，重複將身體疊放回雙腿的姿勢，發出「嗖」聲。對於腹肌肌力過弱、無法完成這個練習的學員，可以在抬起身體的同時將雙臂向前推送來開始這個練習（圖 3a，圖 3b，圖 3c）。

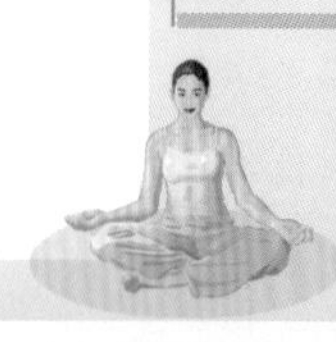

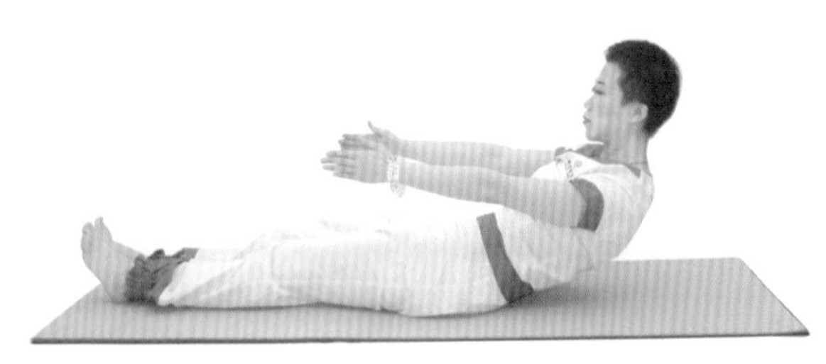

圖 3a

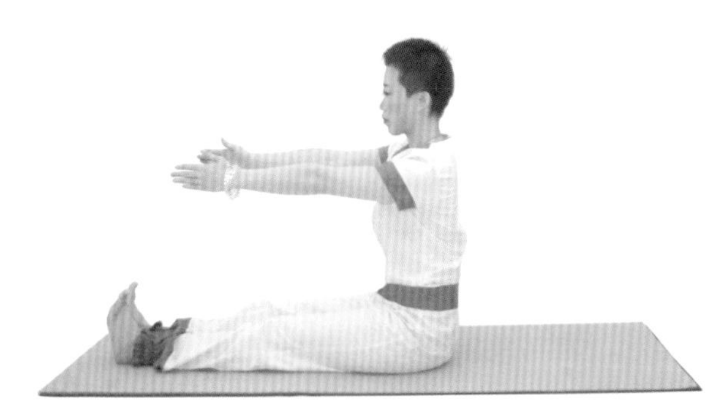

圖 3b

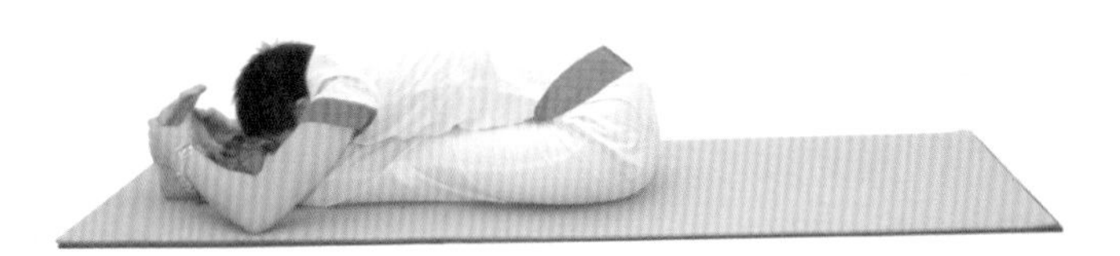

圖 3c

【練習收益】

這個體式可強化腹肌，伸展背部和腿部肌肉，改善呼吸和循環狀態，排出腹內濁氣，淨化血液，雙腿和背部伸展的其他收益這個體式也略有具備。

19. 眼鏡蛇式（Bhujangasana）

① 俯臥，雙腿併攏，雙手掌心向上，自然地放在身體兩側，額頭放在墊子上（圖 1）。

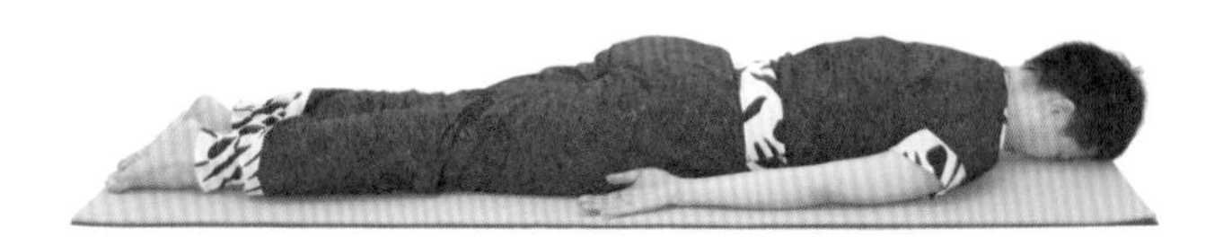

圖 1

② 吸氣，感覺有兩根線逐漸向上牽引拉動上眼皮，借助這個力量，慢慢地抬起頭。注意是一節一節地抬起頭，感覺到頸椎一節節地翹升，然後是胸椎（圖 2）。當無法再向上翹升身體的時候，就將雙手放在肩下，掌心向下，十指相對，對動作稍加輔助，繼續將身體翹升至極限，注意展開肩，始終保持著頭向上、舌抵後顎、閉著嘴巴的姿勢（圖 3）。在練習的過程中，肚臍和恥骨區域儘量地壓放在墊子上。

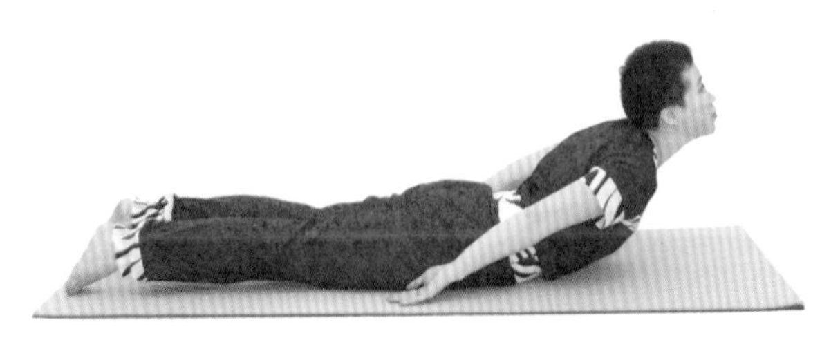

圖 2

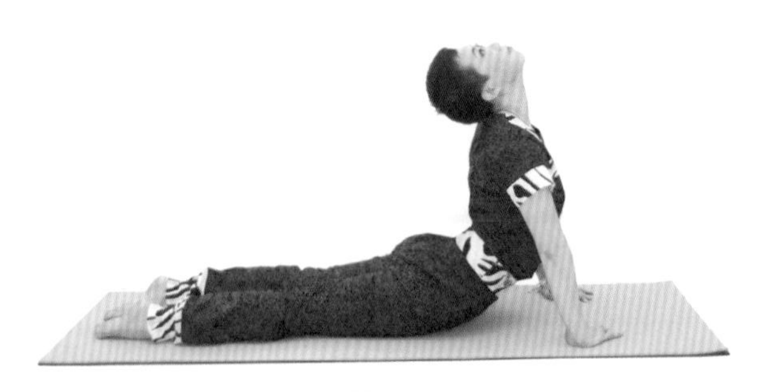

圖 3

③ 在這個姿勢上停留。

④ 呼氣時從腰部開始，一節一節地向下放落身體，直至感覺到不用借助雙手時，雙手自然放回體側，慢慢地放落身體至額頭放在地面上，側過臉來稍休息。

注意事項：椎間盤突出的學員請徵求醫生的意見後再決定是否可以完成眼鏡蛇式練習。甲亢、腸結核和有腹內臟潰瘍性疾患以及疝氣的學員，不要做這個練習。初次練習或腰部平日有輕微不適的學員或處於腰部康復期的學員，請將雙腳大大地分開，以緩解腰椎的壓力。

【練習收益】

這個體式可使中脈下三輪的能量上升，使脊背恢復健康彈性。收緊腰背部鬆弛的肌肉，刺激腎上腺素分泌，按摩腹內臟器，增強活力，減少結石病的發生率，提高集中能力，對消化系統和生殖系統的保健作用尤其突出。

20. 蝗蟲式（Salabhasana）

① 俯臥，下頜著地，雙腿併攏伸直，腳背貼地，雙手掌心向上，放在身體兩旁。

② 雙手握拳，雙臂伸直，儘量使兩前臂靠近，兩掌緣相觸，放於腹下，腕力足夠的可用手腕貼地，腕力不足的，可用手背貼地（圖 1）。

③ 集中精神，慢慢吸氣，抬起小腿、大腿，用腰背的力量把下身完全離地提起，下頜不要離開墊子（圖 2）。

④ 感受脊椎一節一節地由下至上得到伸展。

⑤ 稍用臂力，把下身抬得更高，整個身體重心移向心臟區域。

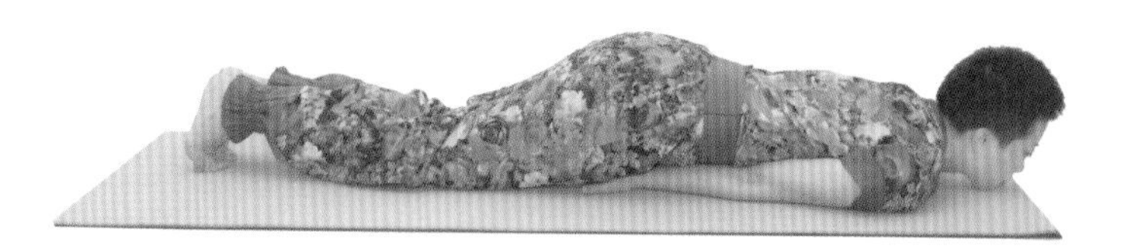

圖 1

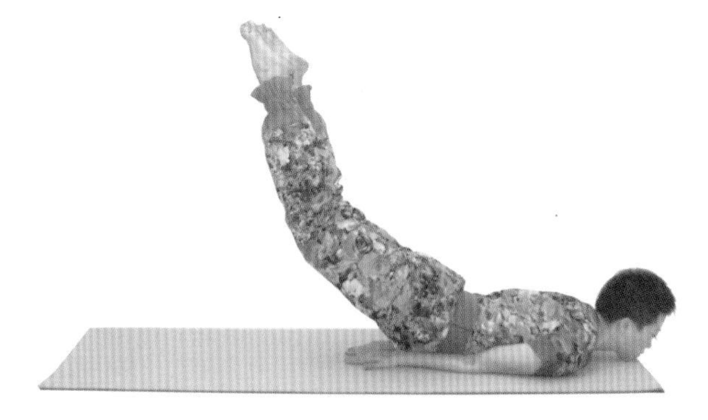

圖 2

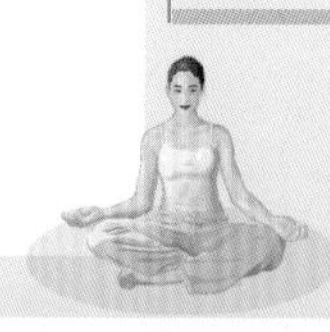

⑥ 在這個姿勢上停留，自然地呼吸。

⑦ 慢慢呼氣，雙腿慢慢落地，放鬆下頜，感受氣血流動帶來的溫暖感。

⑧ 側轉面龐，稍休息。

【練習收益】

這個練習收緊臀部、腰腹肌肉，強化腎臟、心臟功能，提高集中精神能力，消除胃腸脹氣和消化系統的疾患，增強脊柱彈性。由於主要由下背發力使雙腿翹升，所以這也是椎間盤突出患者可以適度練習的為數不多的軀幹超伸練習。同時，氣血從下三輪流向上三輪有助於生命能量向上提升。

21. 上狗式（Urdhva Mukha Svanasana）

① 俯臥，將額頭放在墊子上，雙膝分開約有一個橫拳，雙腳腳背著地，腳尖向後指，雙臂自然置於體側（圖1）。

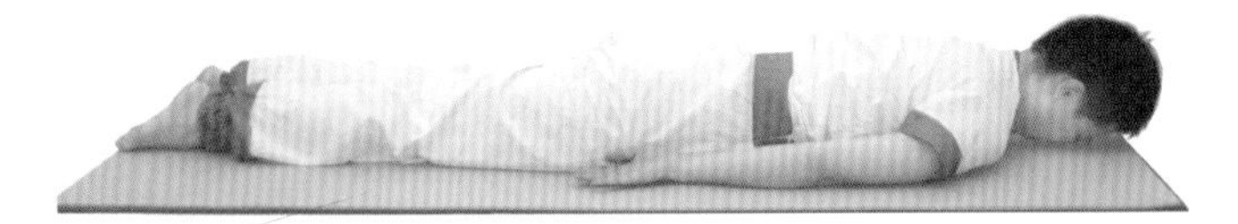

圖 1

② 屈雙肘，雙手指尖向前，放於胸旁兩側，熟練的瑜伽練習者可將雙手置於腰的兩側。吸氣，仰頭，挺胸，壓腰，打開肩，伸直雙臂，保持雙膝伸直。收緊雙腿肌肉，

夾緊臀肌，雙腿完全離開地面，並與地面平行。全身的重量均勻地分佈在雙掌與雙腳腳趾與腳掌前端，感覺肚臍儘量沉向地面，在極限處伸展脊柱，上半身與地面垂直（圖2）。

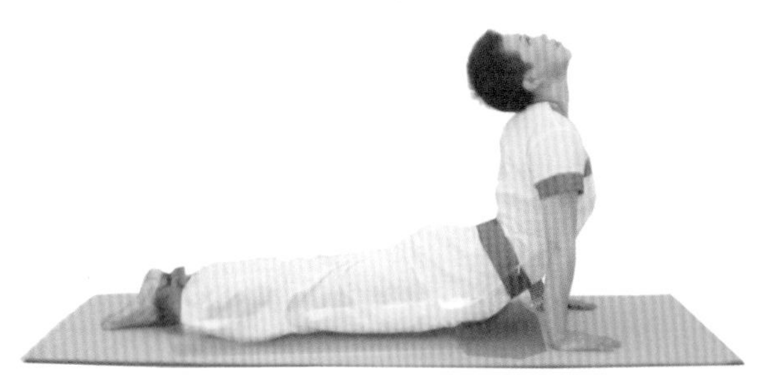

圖2

③ 深長地呼吸，保持姿勢1分鐘左右。

④ 屈雙肘，放落身體，將額頭放落回地面，俯臥，休息。對於剛剛開始練習這個體勢的學員，可能會出現腳掌痙攣或無法將雙腿抬離地面的情況，可以先將雙腳腳趾豎起練習（圖3）。

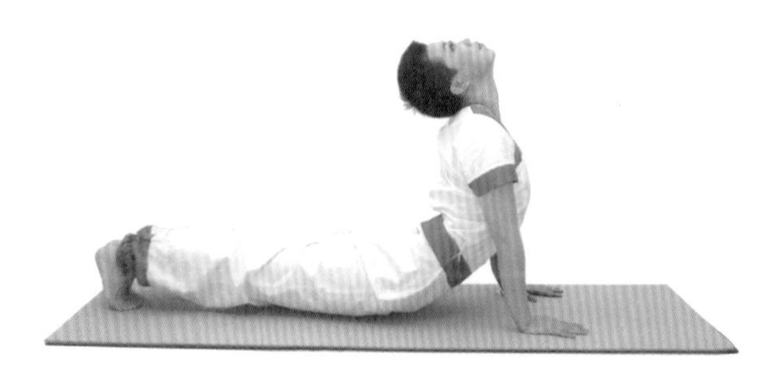

圖3

【練習收益】

這個體式增強脊柱彈性，改善肩部及雙腿的柔韌度和骨盆區域的循環，緩解背痛。由於胸部擴張，臍輪、心輪、喉輪的伸展，使消化系統、呼吸系統、甲狀腺功能也得以強化。

22. 下狗式（Sumeruasana）

① 接上狗式，雙手用力下壓，向上抬高臀部，順勢下壓腳跟（圖 1）。

② 抬起雙腳的腳趾，吸氣，臀部上抬，向上方推送身體，直到身體呈一個三角形（圖 2）。

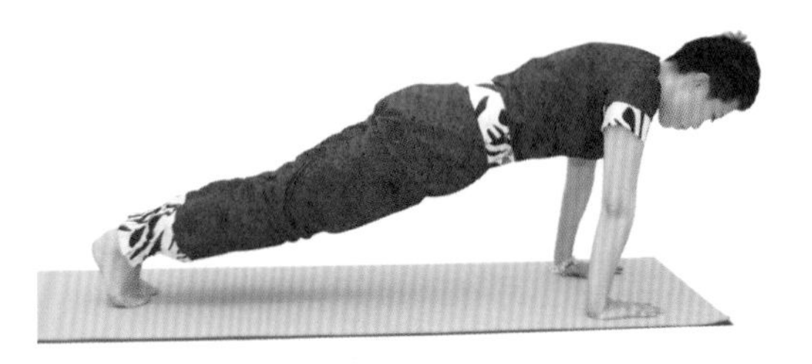

圖 1

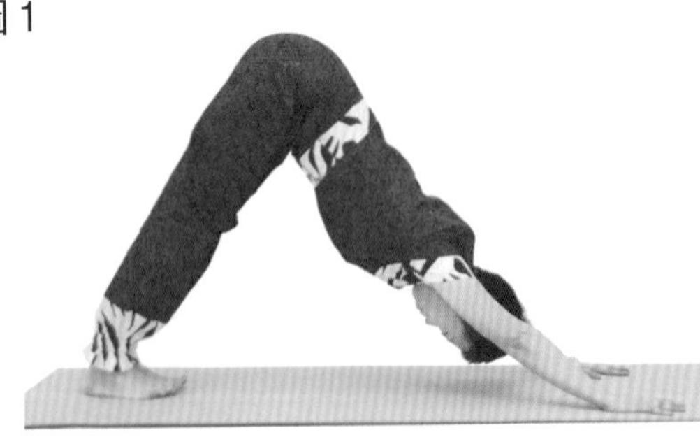

圖 2

注意頂峰式裏的三個點：

第一個點是腳跟，儘量將腳跟下沉，全身的重量放在雙腳的腳跟上，哪怕全身的重量放在腳跟上時，雙腳仍然無法放在地面上也沒有關係。

第二個點是坐骨，全身的最高點是臀部，坐骨和尾骨向上，做到這一點的小竅門是可以借鑒貓功裏壓腰的動作，翹臀、壓腰，坐骨和尾骨自然就指向上了。

第三個點是雙肩，雙肩下壓，這個時候，身體才是三角形，注意是壓肩而不是壓胸椎。大家知道，瑜伽把存在於尾骶骨的生命能量向上提，挺直的背才可以讓氣血順暢流通，人為地讓脊柱變形的狀況只會阻礙生命能量上行。在頂峰式裏面，能量沖向頭，沖向頂輪，所以要保持中經的暢通，這就是壓肩而不是向下壓胸椎的主要原因。如果感覺到手貼著墊子向前滑送，用不上勁，肯定是因為沒有壓肩，而是壓胸椎了，而且坐骨向上這一點肯定沒有把握住。叉開十指，讓手掌均勻受力承重，不要讓手腕不正常承壓。

③ 正常呼吸或是採用喉呼吸，保持姿勢。

④ 呼氣，雙手雙膝著地，回復到基本貓姿勢。

【練習收益】

本式滋養脊柱神經，同時伸展強壯了坐骨神經，對於肩周炎也有非常好的治療效果。因為在練習中，心率自動恢復正常，腿部的肌肉和跟腱得到放鬆伸展，所以這個體式還有利於消除疲勞，全身重量向腳跟的壓送使跟骨刺引發的不適症狀也得到緩解。

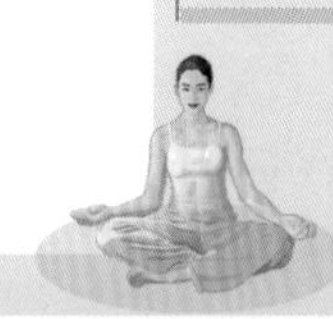

23. 半龜式（Ardha Kurmasana）

接下狗式，屈雙膝，將雙膝放回到墊子上，順勢向後移送臀部，直到臀部完全放在雙腳跟上，脊柱向前伸展，

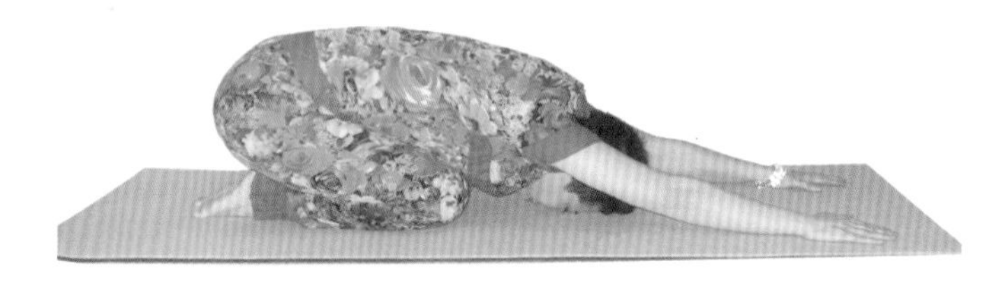

圖 1

額頭自然地貼放在墊子上，雙臂向前伸展（圖 1）。

【練習收益】

滋養脊神經，放鬆腰背。

24. 蛇擊式（Shashank Bhujangasana）

① 接半龜式，雙手貼放在地面上，臀部坐在腳跟上，上半身俯臥在大腿上，伸直雙臂，臀部不要離開腳跟（圖 1）。

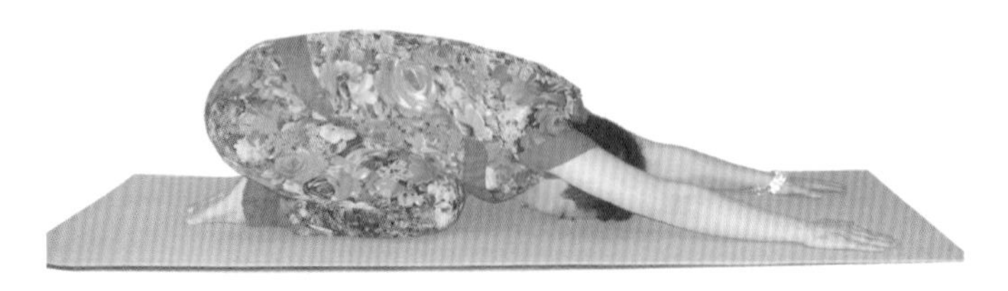

圖 1

② 雙手雙臂始終保持平行，兩前臂放在墊子上，吸氣，胸和下巴高於墊子，但是幾乎是擦著墊子向前推送身體。在動作的過程中，雙肘豎起，垂直於地面，將身體儘量向前推送，雙臂始終夾著肋骨（圖 2a，圖 2b）。

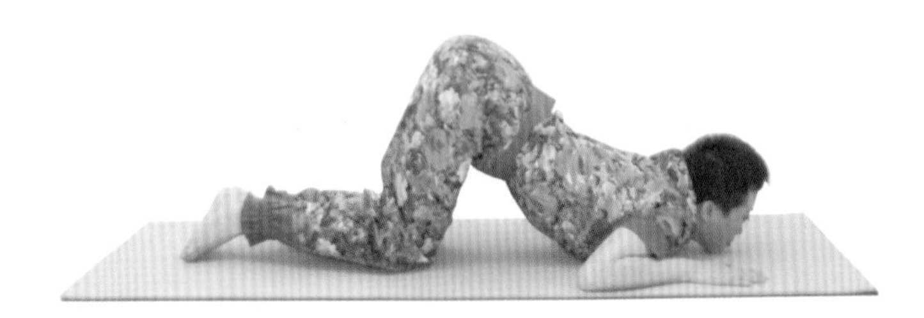

圖 2a

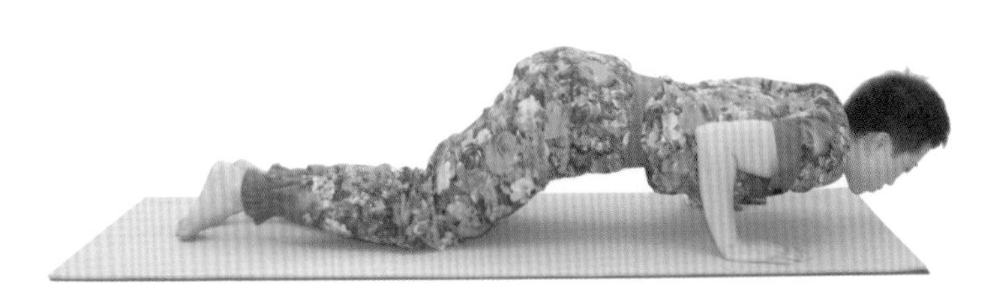

圖 2b

③ 到極限時，向上翹升身體。打開肩，雙肩下壓，可以稍屈肘，保證恥骨區域和肚臍區域儘量地壓向墊子，在這個姿勢上停留 3～4 秒（圖 3）。

④ 呼氣時翹臀，尾骨向上，壓腰，保持下巴和胸膛幾乎擦著墊子的幅度，向回推送身體，始終保持雙臂平行，直至臀坐回在腳跟上，雙臂向前伸展。

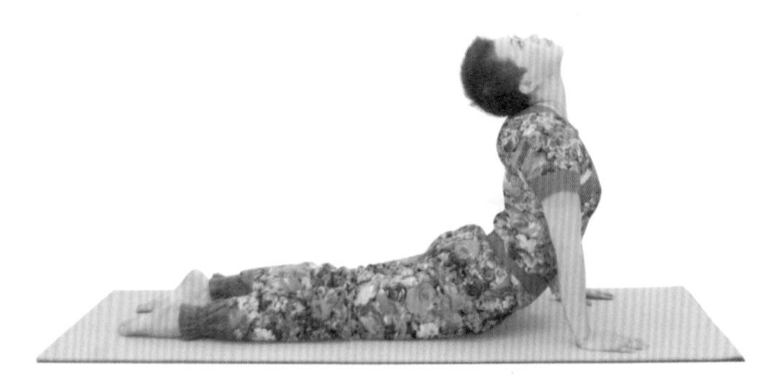

圖3

注意事項：在這個姿勢向前推送身體的過程中，不要向兩側打開手臂，向兩側打開手臂會增大運動損傷的發生率，比如造成脫臼或者肱三頭肌的損傷。

【練習收益】

這個姿勢兼具眼鏡蛇式的一些收益，在對生殖系統、消化等系統有益的同時，還對背及坐骨神經有益。所有的腹內臟器得到滋養。在調整體態方面因前鋸肌無力所造成的翼狀肩胛和胸部下垂都會得到糾正。

25. 弓式（Danurasana）

① 俯臥，雙膝分開約有一個橫拳寬，腳背著地，腳趾向後，雙臂自然置於體側。在動作的全過程中，雙膝可以併攏，但雙膝的間距始終不應大於一個橫拳。

② 屈雙膝，雙小腿抬起，儘量貼向臀部，抬雙臂向後

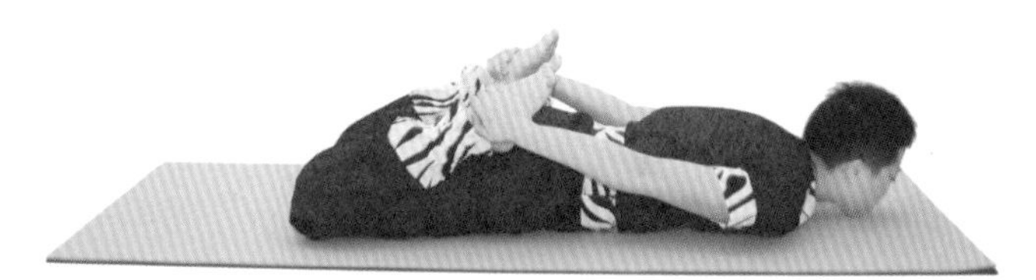

圖 1

伸展，盡力用雙手同時握住雙腳腳踝（圖 1）。

③ 吸氣，頭儘量向後仰，打開肩，挺胸，胸、背、腿同時抬離地面。儘量翹升軀幹，使背部成為凹拱形。儘量僅使肚臍和恥骨之間的區域接觸地面，支撐身體。雙手向上拉雙腿，雙腳略向後用力可以更好地完成姿勢（圖 2），保持這個姿勢正常呼吸。

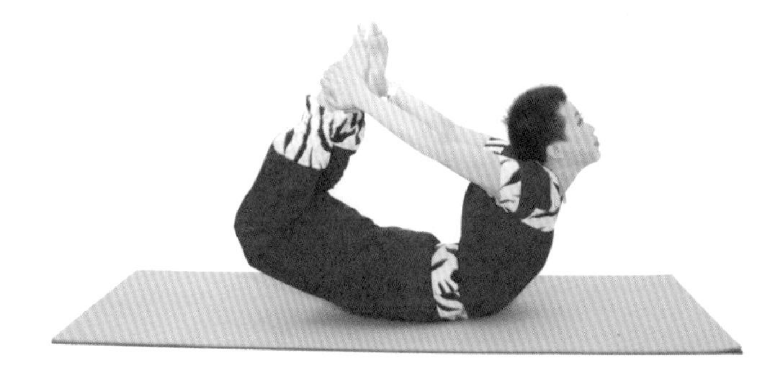

圖 2

④ 呼氣時，鬆開兩腳踝，有控制地將雙腿和身體放落回墊子上，側過臉，俯臥休息。

注意事項：患有甲亢、疝氣、腹內臟嚴重結核和潰瘍以及椎間盤突出的學員請在徵詢醫生的意見後再決定是否開始這個練習。

【練習收益】

這個體式加強了背部伸展肌群和髖伸展肌群的力量，體前側肌群及髖屈肌群則得到伸展；雙臂和頸、顎部的肌肉得以伸展；脊柱彈性增強，有利於強化神經系統；胸腹內臟由於擠壓而得到按摩；從甲狀腺向下，大量腺體也得到保養，從而使得它們的功能獲得極佳改善。對於預防結石的形成和糖尿病的發生以及減少腹部贅肉，這個體式都是不錯的選擇。

26. 下輪式（Chakrasana）

① 仰臥，曲雙膝，儘量將雙腳收向雙臀，使腳跟緊貼臀肌。如無法做到，只要盡力向臀肌收腳跟就可以了。

② 雙手掌心向上舉過頭，彎雙肘，將手指指向雙腳的方向，掌心向下放在頭兩側。雙手的間距與肩同寬（圖1）。

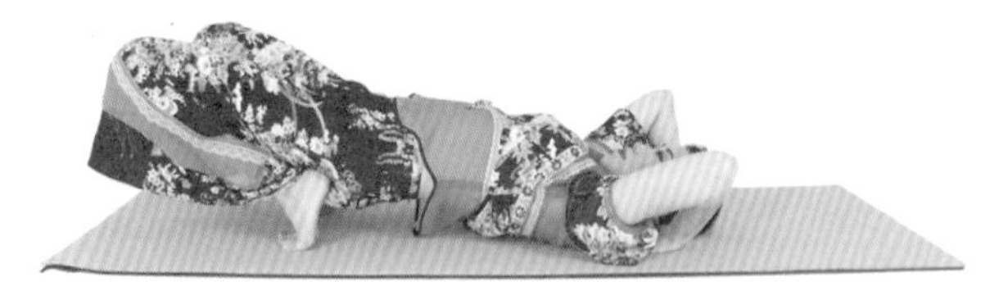

圖 1

③ 雙手、雙腳牢牢地向下按在地面上，吸氣，將髖關節儘量向上推送。雙腳稍向頭的方向移送至上背部，同雙

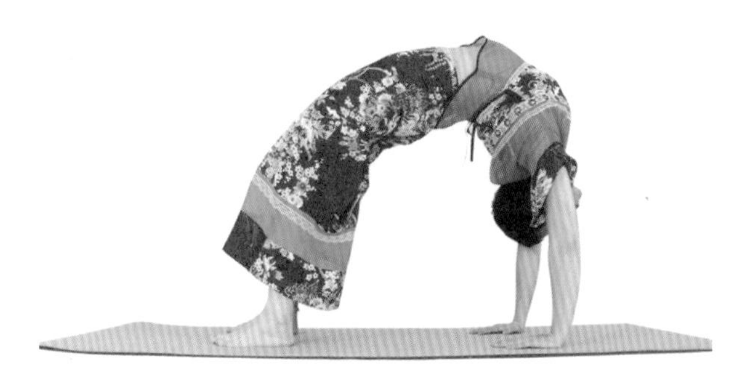

圖 2

臂一樣垂直於地面（圖 2）。

④ 平穩地呼吸，保持這個姿勢。

⑤ 彎雙肘，降低髖關節，順勢有控制地將後腦放回到地面，再慢慢地放落整個後背，回到仰臥的姿勢。感覺喉頭的清涼感，頭部也變得清爽，身體得到放鬆。

很多學員無法很好地完成這個動作，並不是腰或髖的問題，而是肩沒有打開，上臂的柔韌和肌力不足，大腿前側的股四頭肌沒有打開。不要著急，加強這些部位的基礎練習，只要在自己極限的邊緣保持動作就可以了。

注意事項：甲狀腺功能亢進的學員不要過度伸展頸部。脊柱有問題的學員要得到醫生的許可後方可練習。

【練習收益】

這個姿勢使身體前側得到伸展，身體後側得到強化，反拱的動作使脊柱得到鍛鍊，補養、加強了背部肌群，放鬆了肩關節和頸部肌肉。神經系統得到滋養。身體前側的有力伸展使所有的胸腹臟器和腺體得到按摩，循環系統也

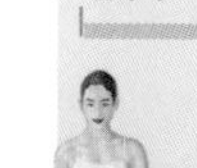

因之強化，頭部供血加強，有效釋壓並使感覺敏銳。這個姿勢也使四肢的關節、肌肉得到強化和補養。因為喉輪的伸展，這個姿勢對體重控制也很有幫助。

27. 倒箭式（Viparita Karni Asana）

① 仰臥，雙手掌心向下放於體側，吸氣，抬雙腿，同地面垂直（圖 1）。

② 雙手稍用力，呼氣時讓臀和下背部離開地面，雙手支撐住下背部，保證雙腿垂直於地面。此時，背部同地面的夾角成 45。左右（圖 2）。

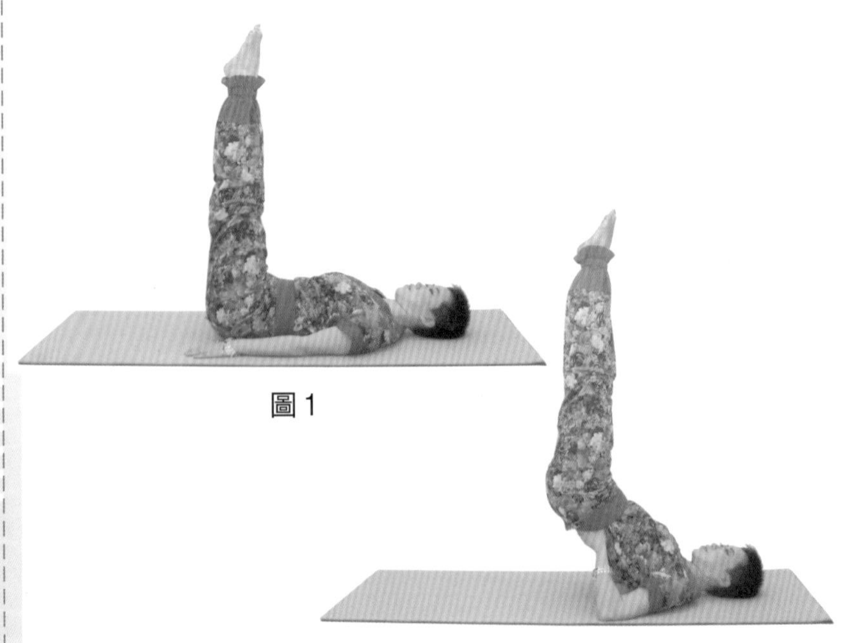

圖 1

圖 2

③ 自然放鬆地保持在這個姿勢上，雙腿垂直於地面。

④ 將雙腿向頭的方向放低，雙手放回到地面上，有控制地以仰臥的姿勢放下軀幹，恢復到仰臥姿勢。

注意事項：這個體式在一些瑜伽書裏也被譯做顚倒式，在哈他瑜伽中倒立的姿勢被認爲是人體恢復精力的最重要的手段。3種主要倒立姿勢就是倒箭式、肩立和頭倒立。倒箭式是其中最容易完成的一種，對於肩、頸、背過於僵硬，無法完成肩倒立和犁式的學員，這是一個可以替代的練習。它和緩地兼具其他倒立體式的作用。高血壓患者應小心地在專業老師的指導下進行練習。

【練習收益】

作為肩倒立的預備功，將能量封鎖在喉輪，具有調節甲狀腺、放鬆內臟和下肢等作用，詳細效果可參照肩倒立式，但程度稍遜。

28. 頭肘倒立（Salamba Sirsasana）

① 跪立在墊子上，挺直腰背地坐著。呼氣時，軀幹向前下傾，額頭放在地面，雙手十指交叉，掌心對著自己，放在頭前，將髮際線區域放在地面上（圖1）。

② 豎起腳尖，立起身體，此時的姿勢叫做海豚式（圖2）。

③ 稍向前移動雙腳，不要過分地前移，當感覺身體有向前滾翻的趨勢時，就停下來。稍向後壓腳跟，一點點移

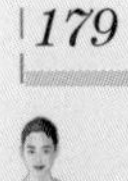

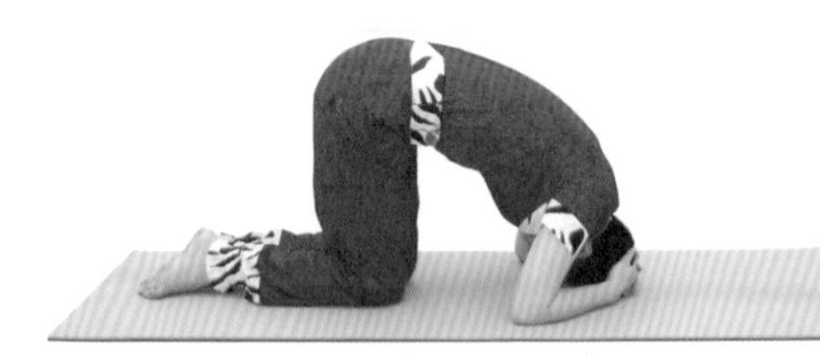

圖 1

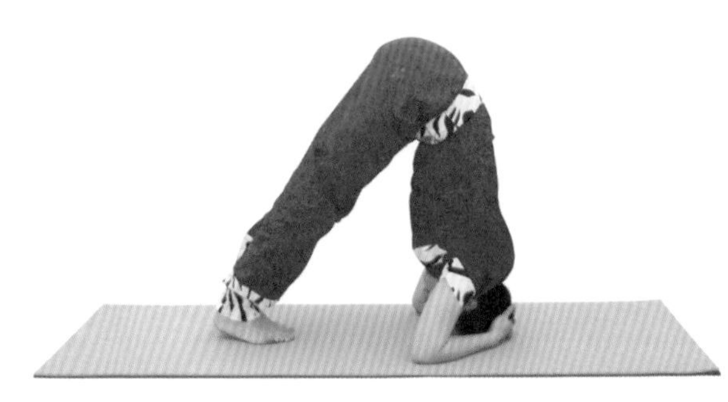

圖 2

送臀部，屈雙膝，小腿肚壓向大腿後側，雙腿離開地面，在這個姿勢上稍停留（圖 3）。

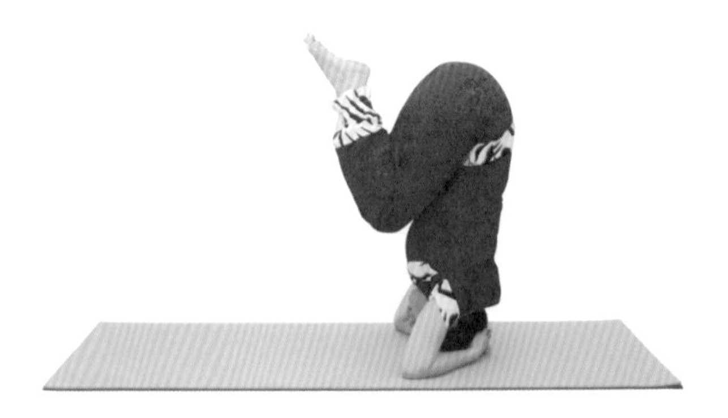

圖 3

④ 一旦身體穩定就有控制地向上伸雙腿，直到雙膝伸直，身體同地面垂直（圖 4，圖 5）。

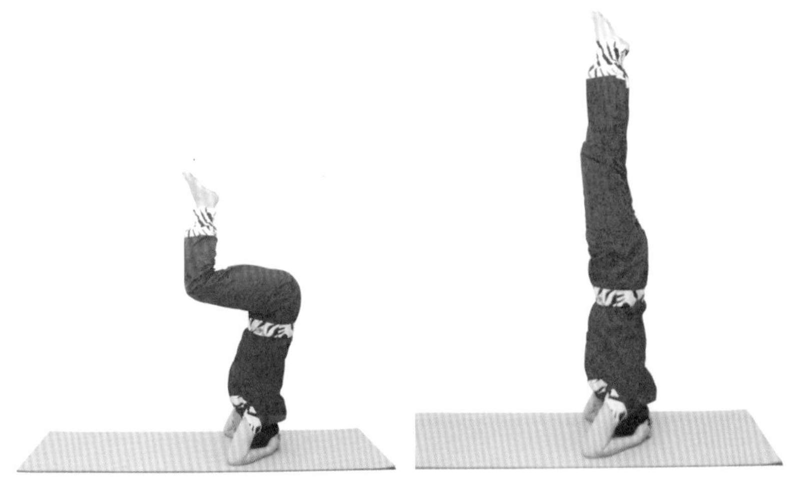

圖 4　　圖 5

注意事項：在這個動作的過程中，伸展骨盆時注意調整骨盆的位置，以保證身體完成動作時與地面垂直。如果不注意動作過程中骨盆的調整，就會造成動作定型時身體同地面不是垂直的。當達成了這個姿勢後再去調整骨盆，就會有較高的難度。

⑤ 在這姿勢上停留，正常呼吸。

⑥ 屈雙膝，有控制地放落雙腿，臀部坐回腳跟，雙手握拳，疊放在一起，額頭放置在疊放的雙拳上，跪臥在墊子上，稍停留。慢慢地伸直身體，跪坐回腳跟，稍休息（圖 6）。

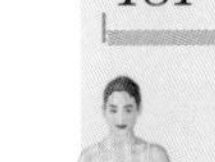

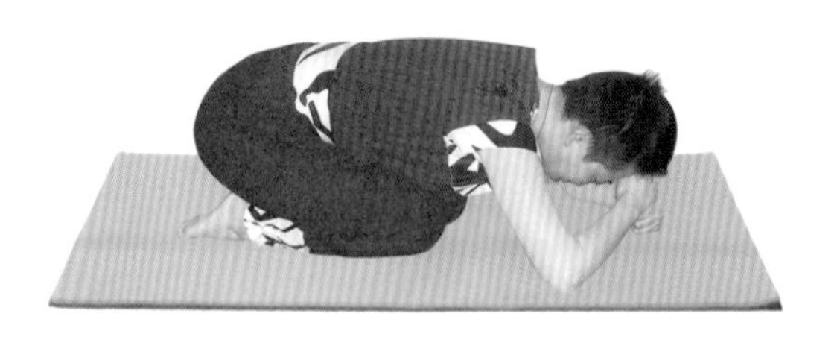

圖6

注意事項：對於剛剛開始這個練習的學員可以借助牆壁的幫助，但是切不可離牆太近，最好是離開牆壁半公尺遠。動作也不可借慣性急拉猛提，而要一點點地有控制地移動。注意所有的動作都是在呼氣時完成的，在動作階段性停留時吸氣。將注意力集中在一個固定點上有利於動作的完成。

【練習收益】

這個系列的體式被稱為體位之王，並不是說這是瑜伽中最難的體位，而是因為這個體式很好地保養了我們身體最重要的器官——大腦。我們出生時，在正常情況下是頭部先來到這個世界上的。定期正確地練習頭倒立式可以訓練大腦，開闊精神視野。久而久之，就會平和地看待得與失、成與敗、毀與譽、苦與樂。

對於身體方面，這個體位保證大腦及顱內的松果體、下垂體等得到充足的血液供應。事實上，我們的成長、健康以及活力和能量的源泉莫不有賴於此。這可以使我們思維更敏銳，思路更清晰，記憶力、邏輯能力也會提高。一些失眠、頭痛、嗜睡的症狀也會在系統、正確的練習後消失。紅細胞數量會在練習一段時間後增加，加之在倒置狀態下血液回流順暢，血液純淨度提高，貧血等症狀得到緩解。在這個練習中，人體所有的系統處於一種顛倒狀態，而正是這種狀態，使身體各系統得到放鬆，免疫力也有所提高。從感冒到哮喘，從便秘、痔瘡到靜脈曲張，很多疾病會在這個體位的練習過程中消失，還有一些附帶的效果，如改善膚質和膚色、治療呃逆等。在系列頭倒立練習中，雙腿和雙手的不同位置，加強或弱化了動作的難度，並形成了對腹、胸、臂、腿乃至脊背的不同強度的刺激。大家可以在練習過程中用心體會。

29. 半蓮花單腿背部伸展式（Ardha Baddha Padma Paschimottanasana）

① 雙腿併攏，向前伸直，挺直腰背地坐著。

② 屈右膝，可以借助雙手的幫助，讓右腳跟按壓著肚臍下 10 公分處，右腳心向上放在臍下，置於左大腿跟上（圖 1）。先用左手捉住右腳趾，右手按壓右膝，做一下半蓮花的膝部練習，使右髖適應伸展。

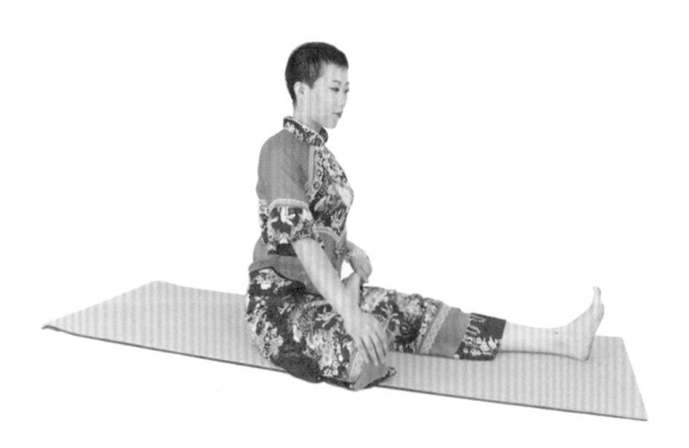

圖 1

③ 抬右臂，呼氣時，右臂向體後旋轉，右手捉住右腳的腳掌（圖 2）。做不到但相差不遠的學員可借助瑜伽帶的幫助，或將身體向右扭轉，儘量展開右肩。拱背功是保證我們輕鬆做到抓腳的閉蓮式的基礎練習。

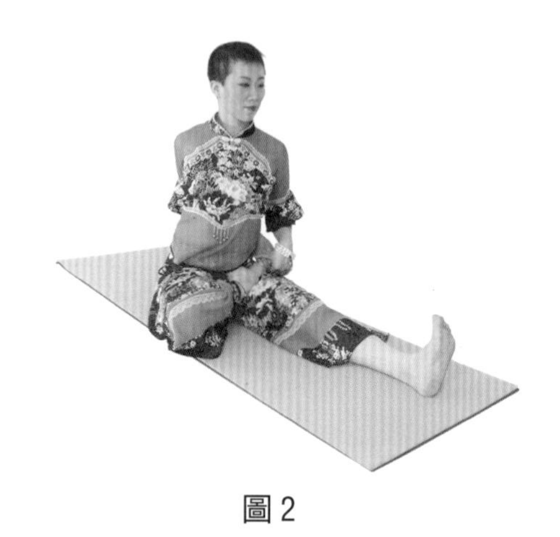

圖 2

④ 抬左臂，抓住左腳的小腳趾一側。吸氣，腳跟抵在肚臍下。抬頭，打開肩向上看，稍停留（圖 3）。

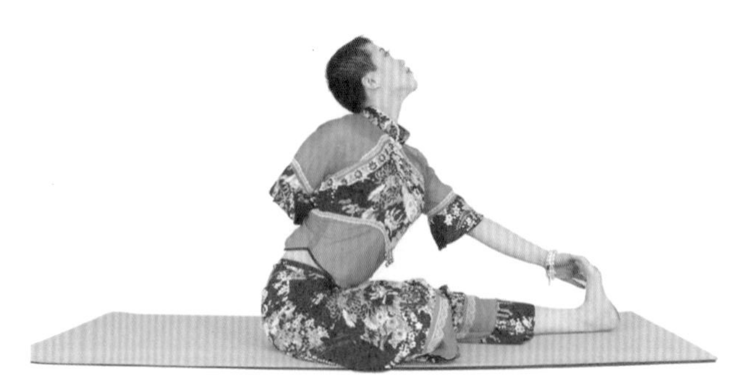

圖 3

⑤ 呼氣時，將身體向前伸展，疊放在左腿上，保持左膝伸直。左肘向左側打開，自然沉落在地面上（圖 4）。保持姿勢，自然呼吸。

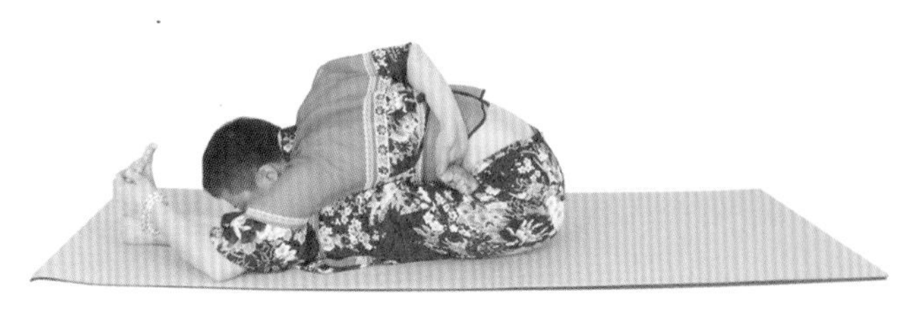

圖 4

⑥ 再次吸氣，抬頭，一節椎骨一節椎骨地伸直背，打開雙手，伸直右腿，挺直腰背，雙腿併攏，掌心向上，十指相對，深呼吸。

⑦ 交換體位練習。

【練習收益】

這個體位對力源輪和臍輪的刺激最為強烈，所以，與這兩個脈輪相關的消化系統、生殖系統如肝臟、脾臟和胰腺的異常會得到改善。腳跟對下腹的擠壓收放可使腹部區域的循環加快，便秘也得以消除。向後環繞手臂有助於改善駝背並加強脊柱的彈性，半蓮花盤屈的腿有助於髖關節和膝關節的靈活。雙臂和雙腿的肌肉也在這個體式中得到伸展。

30. 全魚王式（Paripurna Matsyendrasana）

① 雙腿併攏，挺直腰背地坐著。

② 屈右膝，右腳跟抵放在肚臍下，腳掌向上，屈左膝，儘量將左腳腳跟拉向臀部（圖 1）。

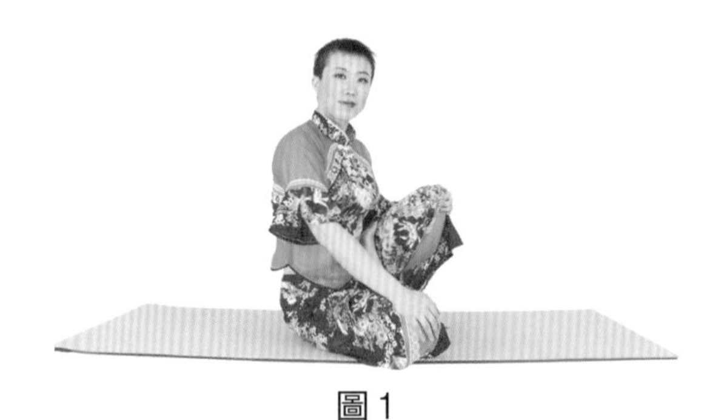

圖 1

③ 抬左臂，深長地呼氣，讓肚臍帶動身體向左側扭轉到極限，讓左手抓握著右腳的腳踝（圖 2）。

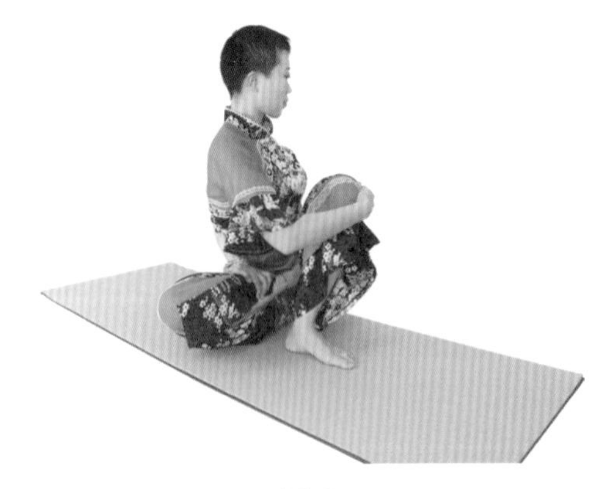

圖 2

④ 抬右臂，右肘頂放在左膝的外側，如果可以，讓右肘抓握左腳的腳踝，或將右腳掌踩放在左腳的腳掌下，每次呼氣加強扭轉的強度，眼睛看向左肩的外側（圖 3）。

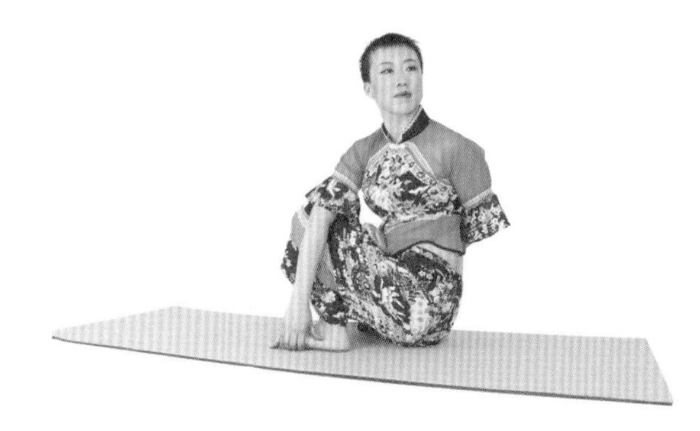

圖 3

⑤ 吸氣時解開雙手，解開盤坐，雙腿向前併攏伸直，調整呼吸。然後，屈左膝，左腳掌放在右大腿跟上，屈右膝，拉向臀。

⑥ 交換體位，重複這個練習。

【練習收益】

全魚王式是個有難度的水平面的扭轉體式，這個體式增強了脊柱的彈性和靈活度，脊神經得到滋養。腹部強烈的扭轉和擠壓使消化機能和所有的腹內臟器及腺體的功能旺盛，有助於身體充分利用能量和排出毒素。

在著名的瑜伽典籍《哈他瑜伽導論》中說：「魚王式由激發消化能量，增進食慾。同時它可以摧毀身體內可怕的疾病，喚醒生命能量，使體內的陰性能量更加穩定。」

31. 瓦尼薩爾・道悌（Vahnisar Dhauti）

這是「道悌」練習中的一種，又被稱為清火功。可以治療和預防多種胃部及其他腹部器官的疾病，清理胃腸火，同時增進食慾。但是高血壓、心臟病、胃及十二指腸潰瘍的學員不應進行此項練習。女性生理期或進食後 3 小時以內不要進行這項練習。這項練習有兩種做法，我們在這裏採取簡式練習。

① 按照雷電坐（Vajrasana）坐好，也就是兩膝跪地，將兩小腿脛骨和兩腳腳背平放在地面上，兩膝蓋靠近，將兩個大腳趾互相交叉在一起，兩腳跟向外指。然後伸直背部，坐下去，將臀部放在兩腳內側、分離的腳跟之間，在保持兩大腳趾相接觸的前提下將兩膝儘量寬地分開（圖 1）。

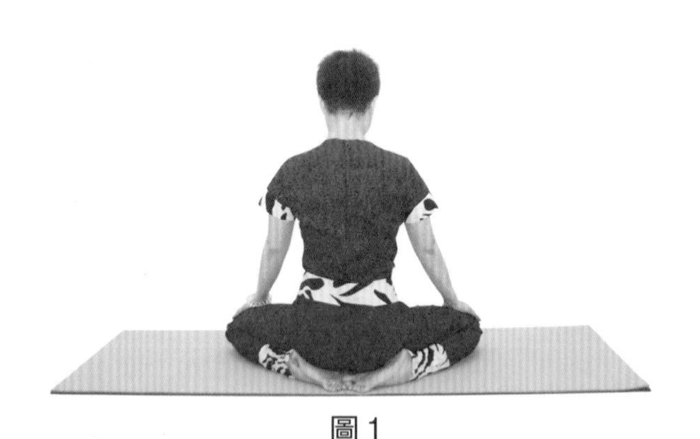

圖 1

② 稍向前傾身體，挺直背部，兩手放在膝蓋上，兩肘伸直，張開嘴，儘量長地向下、向外伸出舌頭（圖 2）。

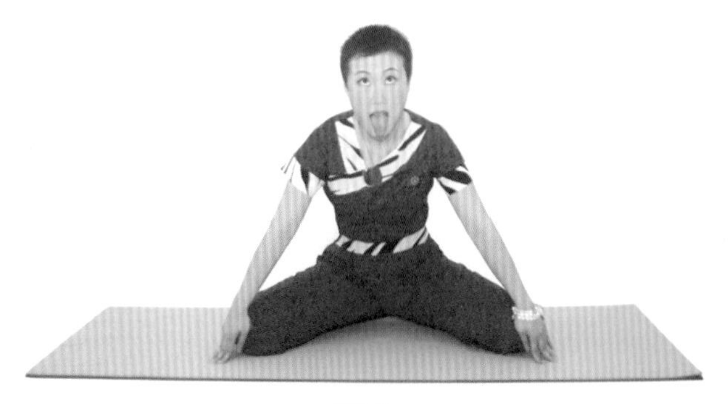

圖 2

③ 用嘴做淺而快的腹式呼吸 30 次。吸氣時小腹脹起，呼氣時小腹回縮，節奏不應被打亂。

注意事項：當做這個練習出現呼吸節奏紊亂時，請停止練習。如果出現頭暈，有可能是呼吸錯誤所致，可停止練習，予以調整。在練習的過程中口中會出現苦、辣、酸、鹹等味道，請一定要將口水吐掉，嚥下口水易出現胃痛等症狀。練習後有噁心症狀的學員，在一段時間內請保持清淡飲食，多喝清水，保證休息。口苦過重的學員可經常練習。有些朋友練習後上背部會出現一些粉刺樣的小疱，不要著急，這只是病氣從腠理表出，一週左右會自行好轉。口苦、咽乾、目眩爲中醫所言的少陽病機，如在練習中出現口苦、噁心、頭暈，在練習後出現咽乾的情況，則說明少陽經存病，可向有經驗的中醫尋方，也可保持清淡飲食，保證休息，多喝清水，請專業瑜伽老師酌情開列瑜伽練習處方，勤加練習，將病滅於未起之時。

32. 簡易休息術

保持雷電坐，體會呼吸漸漸平穩，身體各部位都得到放鬆。

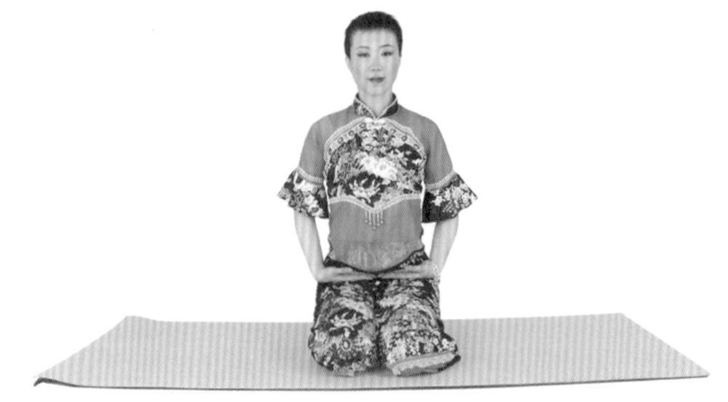

33. 清涼調息功（Sheetali Pranayama）

可採用任何瑜伽坐姿練習。練習 25～50 次。具體做法如下：

① 雙手以任何契合手勢放在兩膝上（圖 1）。

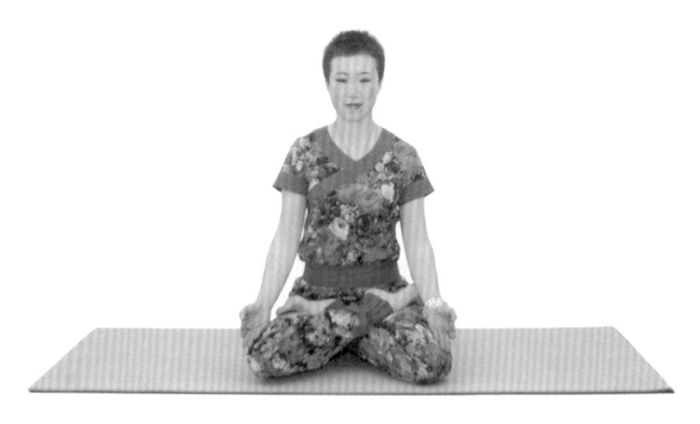

圖 1

② 張開嘴，舌頭沿下唇向外伸出約 3.3 公分（1 寸），兩側向中間捲起，形成一管狀（圖 2）。

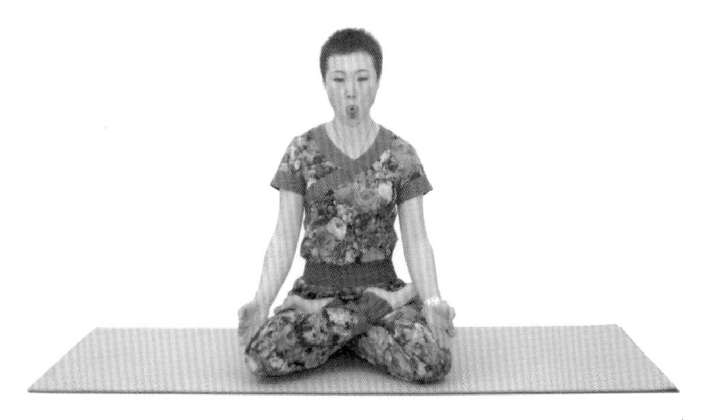

圖 2

③ 由這個舌頭管道吸氣，發出風吹過樹葉的「嗞嗞」聲，感覺清涼的空氣經過舌頭沿氣管向下送，吸氣應緩慢而深長。

④ 一旦完成吸氣，就收回舌頭，閉上嘴巴，屏氣 4 秒左右。

⑤ 慢慢用鼻子採取喉呼吸的方式呼氣，發出拉風箱似的聲音。

注意事項：心臟病患者不應做這個練習。高血壓患者不要屏息，練習不要超過 10 次。吸氣時用嘴巴，呼氣時用鼻子。這個練習應安排在所有瑜伽練習結束之後做（包括體位、休息、呼吸等）。對於無法捲起舌頭的學員，可將舌尖和嘴唇貼放在牙齒上，留下小的狹窄縫隙吸氣。

【練習收益】

這個練習使人精神振作，增強機體能力，使各肌肉群放鬆，起到全身清涼的作用，產生寧靜安詳的感覺。它還促進肝臟、脾臟和膽囊的活動，增強消化能力，解渴。據說它還能潔淨血液，促進生命之氣在全身的暢通運行。

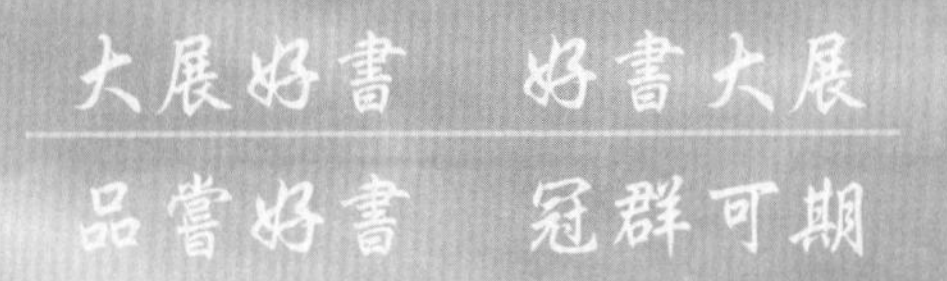
大展好書　好書大展
品嘗好書　冠群可期

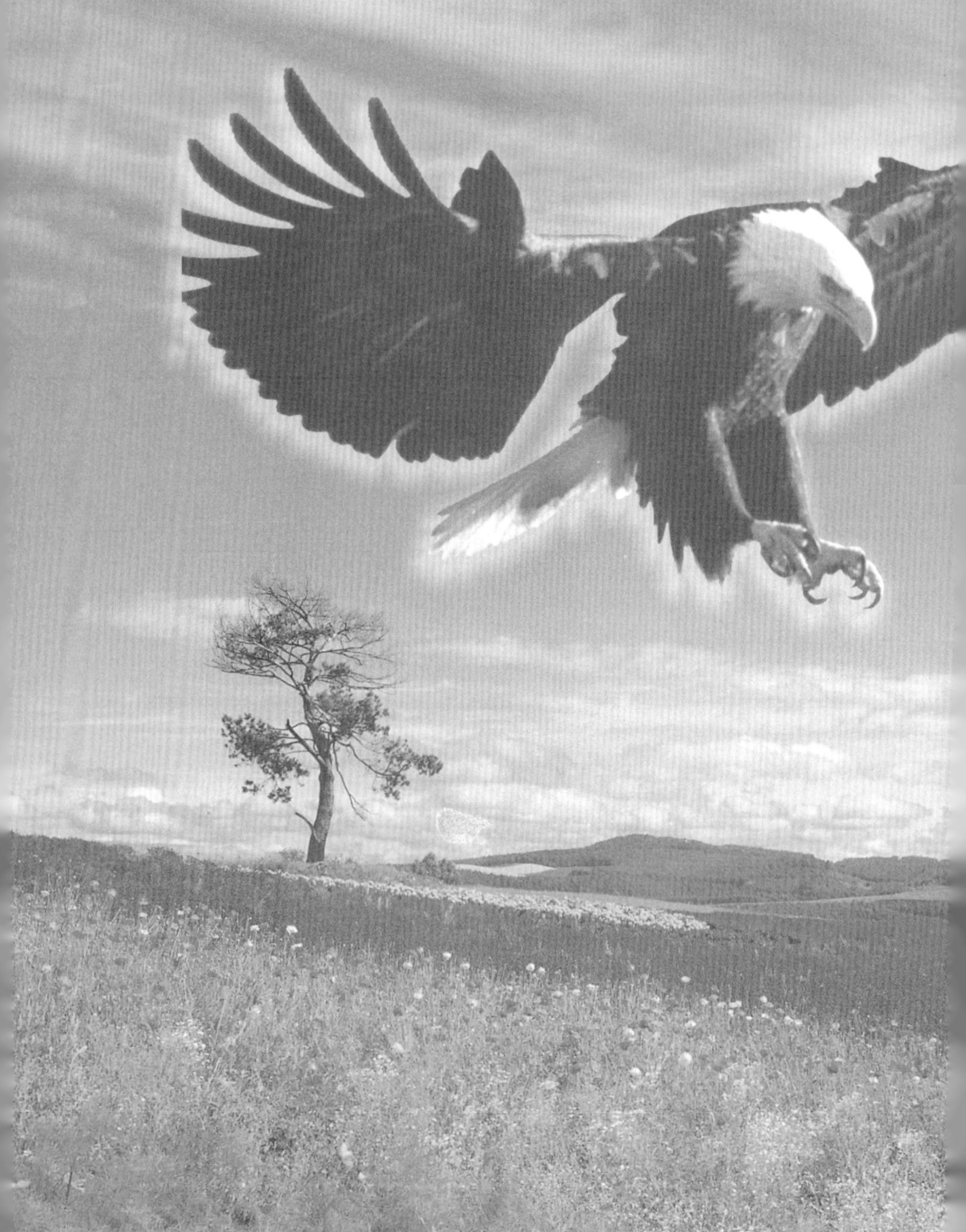